治愈性心理学系列

U0290059

拥抱
受伤的自己

治愈心理创伤之旅

Journey Through Trauma

A Trail Guide to the 5-Phase Cycle of
Healing Repeated Trauma

[美] 格雷琴·L. 施梅尔泽 著

（Gretchen L.Schmelzer）

董小冬 译

中国人民大学出版社
· 北京 ·

图书在版编目（ＣＩＰ）数据

拥抱受伤的自己：治愈心理创伤之旅 ／（美）格雷琴·L.施梅尔泽著；董小冬译. -- 北京：中国人民大学出版社，2020.6
书名原文：Journey Through Trauma:A Trail Guide to the 5-Phase Cycle of Healing Repeated Trauma
ISBN 978-7-300-28147-6

Ⅰ．①拥… Ⅱ．①格… ②董… Ⅲ．①精神疗法 Ⅳ．①R749.055

中国版本图书馆CIP数据核字(2020)第088486号

拥抱受伤的自己：治愈心理创伤之旅

［美］格雷琴·L.施梅尔泽（Gretchen L.Schmelzer）　　著
董小冬　译
Yongbao Shoushang de Ziji: Zhiyu Xinli Chuangshang zhi Lü

出版发行	中国人民大学出版社		
社　　址	北京中关村大街31号	**邮政编码**	100080
电　　话	010-62511242（总编室）		010-62511770（质管部）
	010-82501766（邮购部）		010-62514148（门市部）
	010-62515195（发行公司）		010-62515275（盗版举报）
网　　址	http://www.crup.com.cn		
经　　销	新华书店		
印　　刷	天津中印联印务有限公司		
规　　格	170mm×230mm　16开本	**版　次**	2020年6月第1版
印　　张	15　插页1	**印　次**	2020年6月第1次印刷
字　　数	240 000	**定　价**	75.00元

推荐序

近年来，随着汶川地震、天津港爆炸以及最新的新型冠状病毒肺炎疫情等事件频繁发生，创伤后心理援助越来越受到人们和社会的重视。与此同时，对于创伤相关障碍患者的治疗也成了研究和实践的热点，并亟需更多的探索。我从事有关创伤和哀伤的研究和实践工作已有多年，一直在翻译和出版该领域的专业著述，同时也期待更多的研究者和咨询师可以翻译国外的优秀书籍。因此，得知施梅尔泽的书籍得以翻译出版时，我欣然应允为本书作序。

本书为我们提供了一个可供参考的干预思路与方法，阅读起来很是吸引人，也具有很大的实务价值。我将这本书推荐给广大读者的理由有：1.态度严谨，作者对创伤的理论阐述和干预思路是基于实证研究的，并经过了充分的思考和临床实践；2.操作性强，这本书通过五个阶段来阐述创伤干预的过程，思路清晰，并详细说明了需要注意的问题以及可能的练习；3.通俗易懂，这本书的语言风格简洁明了，叙述内容时，充分结合了理论、临床实践，以及生动的事例和比喻，翻译语言的把握也很到位，读来朗朗上口，令人手不释卷。

这本书用"英雄之旅"来形容创伤干预的过程，主要包括以下两个方面的内容。第一个方面是"旅程指南"，让读者对创伤有一个全面的了解，并对创伤干预的思路有一个清晰的认识。这部分中让我印象深刻的是，创伤不仅包括实际发生的创伤性经历，还包括个体为了生存而采取的保护措施，以及那些不曾发生的事情。所谓不曾发生的事情，指的是在创伤存在的过程中，个体本该实现但却没有实现的正常的成长和发展。这个观点说明，个体的成长受限可能源于早期的创伤经历以及相应的保护措施——我们在自己的生活中筑起了高墙，这虽然保护了我们免受伤害，但也切断了我们和外界自由交往的能力。这部分内容，对于一线工作者理解创伤个案和保护机制的利弊双面性很有帮助。

第二个方面"重复性创伤医治的五个阶段"包括五个部分，依次是准备、解离、识别、整合和巩固阶段。第一，准备阶段的划分是新颖且必要的，对于有效促进个体的创伤治疗，保证干预效果具有重要作用。准备阶段能够让个体建立起自我成长的"大本营"，这个阶段花费的时间可能是漫长的，例如要建立支持性的关系、参与有意义的活动、逐渐培养感恩与充满希望的心态。然而，充分的准备阶段能够保证个体度过之后可能的痛苦和彷徨，所谓"不积跬步，无以至千里"，要想走过创伤，走出创伤，准备阶段的工作是非常值得的。第二，解离、识别和整合阶段是医治工作的重点阶段，让个体能够找出创伤的碎片，并不断进行分类、识别，并加以整合，形成客观全面的认识。这部分脉络清晰，环环相扣，展示了相关的理论基础和实践路径。第三，这本书对巩固阶段的强调也颇有新意，这一阶段恰恰是人们常会忽略的。个体在经历整合阶段后，会进入一种放松和休憩的状态。恰在此时，个体更需要充分考量自己所做的努力与收获的成长，从而为未来的生活或进一步的干预做好准备。第四，这本书强调创伤医治的周期循环性，即创伤医治的过程呈螺旋上升的趋势，这形象地说明了个体从创伤中恢复的过程——并非直线通达，并非一蹴而就，而是不断地进步，不断地循环与巩固。这为临床工作者正确理解创伤个体的康复过程提供了很好的学习素材。

总的来说，这本书的写作思路简洁清晰，可读性强，且颇具指导性，不仅为一线临床和咨询工作者提供了实操指南，还为想要了解创伤相关问题的广大读者提供了便于阅读与学习的素材。相信读者们研读这本书，都能开卷有益、收获启迪。

王建平

北京师范大学心理学教授、博士生导师

作者说明

本书所述并非取代治疗提供者或支持系统的建议和推荐，而是其补充。它不应该用于替代适当的治疗或心理关怀，而应被用来支持和辅助正在进行的治疗。你应该常常向治疗专家咨询有关自己的健康、诊断和症状的问题。

为了保护来访者的隐私，我在书中对他们的名字和身份特征做了修改。在某些案例中，虽然来访者是错综复杂的复合体，但临床案例的重点只限于正在讨论的问题。

虽然这本书是专门为那些经历过多次创伤，而且创伤经常持续超过几个月或几年的人所写的，但我不会为你定义什么是创伤，或诊断你现在的状况。我的目标是帮助你从自己所经历的创伤中康复，并解除那些不再有效的保护措施，使你体验到可能错过的成长和发展机会。在我的工作中，有不少人虽然忍受着身体疾病或者失去了家人，抑或长期生活在压力之下，但他们并不认为自己是"创伤幸存者"。然而，即便如此，他们也认为这种治疗过程是有帮助的。如果你认为自己是创伤幸存者，并且觉得这本书很有帮助，我很欣慰；如果你不是创伤幸存者，但也觉得这本书很有帮助，我也很满意。我撰写这本书的目的不是为了分类和标注你所受到的伤害，而是支持你走向有效的医治之旅。

亲爱的读者，当我提笔写这篇前言时，我有很多话想要对你说，我急切地想让你知道从创伤中康复是大有希望的。我也想要你明白，你是如何受伤、如何从创伤中生存下来的，以及生存的艰难与挣扎是如何影响你的。我想要你知道，为了生存和自我保护，你曾经所做的一切是如何拯救了你的生命，而如今却又如何剥夺了你本该拥有的美好生活。我想让你看到，它们是如何剥夺了你的生活，使你不能按照喜欢的方式去做自己想做的事情；它们又如何剥夺了你和你爱的人以及爱你的人之间的良性关系；而且最为重要的是，它剥夺了你与自我的关系，使你失去了对自己的慈悲、宽容和温柔。我之所以想要你明白这些，是因为明白创伤是如何影响你的，可以帮助你明白承受医治创伤过程中的艰难是值得的。

我想要你知道，无论你花了多长时间才挺到今天，治愈都是大有希望的。无论你从什么时候开始医治，它都是有希望的。我知道你们很多人会认为"这不可能"，我也知道你们很多人在潜意识里都认为已经太迟了，但事实上从未有"太迟"一说。无论你是白发苍苍还是风华正茂，治愈都是有可能的。我们的大脑本身就具有很强的可塑性，而且也会随着生命的延续而不断成长；大脑的成长使我们更具生存能力，同样的可塑性也给我们的治愈带来了曙光。但这会花上一些工夫，也需要其他人的帮助，更需要自我练习和坚持不懈。这一过程也可能也会给你带来眼泪、悲伤、愤怒和沮丧，但治愈总是会让我们充满希望。

我想让你明白，创伤是如何影响你的，它是如何影响你的大脑和身体的；我想让你明白，我们的大脑和身体为了让我们能够度过创伤期而拥有的求生本能；我想让你明白创伤的机制，因为明白这些可以帮助你更好地认识自己，并因此知道在医治的过程中，应该持有什么样的期待；我想要你明白，创伤是如何运作的，这样当你发现自己正在做某些事情的时候，你的态度就不会那么刻薄，也不会那么武断，相反，你会告诉自己："当然，这就是我所做的"，并理直气壮地说，"难道我还有别的选择吗？"在理解了这一切是如何错综复杂地交织在一起的之后，你就会拥有一个坚实的平台，从中成长、飞跃和尝试新事物。

我想要你明白，你内心深处的那些困惑与混乱都是正常的。你并不是疯了，那些也只是在你与创伤做斗争的时候实实在在发生的事情。当然，这并不意味着你的感觉是良好的，也不意味着你所表现出来的行为对你来说是最好的，或者会支持你的人际关系。它仅仅意味着，在创伤求生的情境之下，你的内心感受以及你的行为表现都是可以被理解的。

我想让你明白，并不是所有的创伤都是相同的。如果你试着在网上搜索一些相关的信息，那你会发现，它们看起来似乎类似，但事实并非如此。如果你搜索创伤后应激障碍（PTSD），那你会看到很多症状清单及相应的成套的建议，但这些症状清单及建议各不相同。这与身体受伤也不完全相同是一个道理，就像被车撞了不可能只有一个标准化的治疗方案可选一样。相反，这完全取决于被撞的部位——是撞断了胳膊或腿，还是造成了头部外伤，抑或是颅内出血？心理创伤也是如此。从广义上讲，创伤是指某个东西被彻底粉碎或破坏，但具体是什么被粉碎或破坏了是因人而异的。

我特别想要你明白，我所说的重复性创伤是指那种发生不止一次的创伤。一次性的创伤，比如车祸，与重复发生的创伤之间有着很大的差异。如果你遭遇了一场车祸，那任何一次创伤都可能会引发一系列的反应。当创伤性事件发生之后，人们通常会因生物学本能被激发而做出反应——大量的肾上腺素被释放，使你做好准备去战斗、去行动，并且会加深你对这一事件的记忆，使你更清楚地记住它，以保护自己在未来免受它的伤害。

如果多年来你每天都遭遇车祸，又会如何呢？这听起来简直不可思议——很多年来每天都经历车祸，会是一种什么样的体验呢？这就是当创伤不断重复时实际发生的事情，就像那些生活在战乱、儿童虐待、性虐待、家庭暴力或帮派暴力中的人所经历的一样。当创伤重复发生时，我们会生成另一套不同的反应。我们人类的生理机能是追求效率的，创伤性事件会耗费我们大量的精力。我们的大脑和身体会告诉我们，我们负担不起那么多的精力和注意力，所以当创伤重复发生时，我们不再荷枪实弹、警惕防备，相反开始变得麻木起来。这就好比当你家中的烟雾警报器第一次响时，你会去留意一下；但如果它每天都响，你就会拔掉插头或者抠出电池，这样你就不会再受它折磨了。同样，对于创伤来说，变得麻木就等同于把烟雾报警器上的电池抠出来，只有这样，我们的生活才能继续下去，士兵们才能继续战斗，在战区的幸存者才能继续生活，被虐待的孩子才能继续上学。它既能保护你免于看清每一个新的暴力行为，也能保护你免受那些极端情绪的困扰，而这些情绪可能会影响你的记忆、健康和安全。此外，变得麻木也等同于当你的身体重复受到创伤时，它会自动启动应激反应系统——蹲下，以便你节约能量、养精蓄锐。

所以重复性创伤并不仅仅是指在你身上发生了什么，还涉及你是如何生存下来的，以及你在这些年当中是如何进行自我保护的。事实上，我们所说的重复性创伤是由创伤的三个方面结合而成的，为了弄清楚为什么治愈创伤是如此困难，理解这一点是非常重要的。重复创伤的第一个方面是"曾经发生了什么"——你能够记得的惊恐和无助的经历；第二个方面是"帮助你生存下来的是什么"，为了从创伤中生存下来，你创造了一些保护措施，如关闭自己、启动"战斗－逃跑"模式；第三个方面是那些没有发生的事情，由于在创伤中求生的缘故，你错失了一些成长和发展的机会，以及一些本可以获得的帮助；你也错失了学习对话交流方式，以及日常生活技巧的机会。为了从创伤中恢复，你需要同时处理和修复这三个方面。

我也想要你知道，没有人能独自治愈创伤，你需要寻求帮助才能痊愈。这本书可以让你了解你所经历的创伤对你的影响、你是如何保护自己的，以及你在成长中错过了什么。这本书也能够让你理解那些曾经发生在你身上的事情对你的影响，以及为什么你依旧生活得好像创伤还会袭击你，或者它似乎还在继续发生一样。但这并不是一本自助类的书，而是一本引导你去理解创伤并寻求帮助的书，是一本指导你应该对创伤治疗期待什么的书。这本书要求你去主动寻求帮助，但它也提供了你所需要的信息，使你能够在被帮助的关系里感受到安全和被赋能。

理解创伤并不足以治愈它。从创伤中恢复需要你依靠治疗关系来减轻你的负重，以便受伤的部位能够痊愈。如果你摔断了腿，但没有使用拐杖来减轻腿部的承重，那你就不能很好地愈合伤口。创伤治疗也是如此。有些人会选择一位治疗师，这个人可能是一位精神病专家，也可能是一位心理学家、社会工作者、咨询师或一名牧师；还有的人可能会选择某种形式的团体治疗。但是我必须开诚布公地提前告诉你，为了治愈创伤，你必须获得帮助。我知道你会去试图寻找这个论点的漏洞——试图找到一种能够使你独立自主地解决这个问题的方法——但是在这一点上，你需要完全信任我。如果真的存在什么独自解决这个问题的方法，想必我早就找到了，没有人比我更努力地去寻找那个漏洞了。

问题不在于你我的自我完善功能不全，或是意志不够坚强、不够勇敢、不够坚韧不拔、不够努力，而在于，人们经历的大部分创伤都是发生在人与人之间的。我所说的创伤并不是那种自然灾害（如龙卷风或飓风）带来的创伤，也不是车祸或者身体疾病，尽管所有这些也都是创伤性的。我在这里所说的重复创伤特指人际关系伤害——人们对他人实施的暴力行为或恐怖活动，如战争、儿童虐待和家庭暴力。以上这些是大部分心理创伤的内容，它们都属于重复性的关系创伤。

当你面对创伤的时候，摆在我们面前的关于寻求帮助的最困难的悖论之一就是，为了治愈创伤，你不得不寻求帮助，但由于创伤是发生在人际关系中的，你很难相信并信任帮助者。这就好比好不容易从飞机失事中幸存下来，却被告知获得帮助的唯一途径就是每周在飞机上接受一次治疗。我想要你明白，那些你曾经为了在重复性创伤中生存下来而采取的措施，正是妨碍你寻求和信任帮助的障碍。当然，这种情况是相当正常的，而且是人们面对重复性创伤时可以预期的反射性反应。它并不意味着你做错了什么，而意味着你曾在求生方面做得很好，但现在为了获得更好的治疗，你面临着更大的挑战。

尽管你不能独自治愈创伤，你需要他人的帮助，但治愈创伤仍然是你个人的责任。发生在你身上的那些创伤不是你的错，但从创伤中恢复却是你的责任。只有你自己才能够完成那些使你的创伤得到治愈的艰难工作，没有人能够替代你做这些事情。虽然你的治疗师或治疗小组能够帮助你、指导你，也会在旅程中与你同行；虽然你的家人或爱人能够支持你，也会在旁为你加油喝彩，但是没有人可以替你解决这个问题。这是你自己的旅程，你的疗愈属于你自己。你正在勾画自己的生命，你的治愈就是你的成就，也是你送给自己以及生命中的他人的礼物。

治愈创伤是一项艰难的工作，它会耗费很多精力。在你感觉好一点之前，你很可能会感觉更糟。从创伤中恢复，也不意味着你将会一直感觉很好，就像"快乐的童年"并不意味着孩子们一直都很快乐一样。即使是灿烂的童年也充满了无数挣扎和困难的时刻。那些完全无法控制的灾难也可能会发生，而且从某种意义上来说，儿童的成长也确实需要经历一些磨难。快乐的童年并不是指孩子们总是开怀大笑，而是指他们可以自由自在地长大，生活在一个支持他们成长且足够安全的环境中，专注于自己的成长和发展。成长是艰难的，作为一个健康的成年人或一个从创伤中恢复的成年人，这意味着你很可能会感到悲伤、生气或沮丧，也意味着你很可能会被你的创伤所触发。健康意味着完整，意味着你获得了一个完整的自我，一个包括所有复杂方面的自我；意味着你拥有一个由你所有的人生经历组成的完整生命，不管这些经历是创伤性的还是非创伤性的；意味着你有权利在你的成长过程中经历正常生长和发育的所有起起伏伏；意味着你正活在当下，同时对未来保持期盼，而不是活在一个"一直存在"的过去当中，诚惶诚恐地保护自己不受曾经发生的事情的伤害。

我之所以撰写与创伤有关的内容，是因为我相信它是可以被治愈的。我相信这一点，是因为我看到了，也经历了这一切。我在安居工程的诊所、居民医疗机构、精神科病房、医院和私人诊所中做了20多年的治疗师，曾接触过很多从第二次世界大战、越南战争和"9·11"事件中幸存下来的人；我也曾帮助过很多小时候遭受过身体创伤或性虐待、家庭暴力或群体暴力的人；我曾看到很多人和他们的创伤做斗争，并最终从创伤中走出来。

我之所以写这本有关治愈过程的书，还因为我看到很多经历了创伤的人最终选择了放弃。我看着他们放弃治疗，放弃对他们来说很重要的人际关系或工作；

我看着他们绝望和走投无路的样子；我看着他们开始医治的过程，却不知道医治创伤的道路如此艰难坎坷。他们可能会触碰到"要害"，进而认为自己将会感觉很棒；但同时，他们也会发现处理创伤的工作是极具挑战性的，它会引发很多痛苦的感受和记忆。我观察到，当他们原有的保护或防御机制开始松动，或者当他们知道自己需要放弃它们的时候，他们就会进入一个不可避免的漫长且艰难的医治期，其间充满了复发、挫折和"举步维艰"，这会让他们认为，治愈是不可能的，自己也没有办法做到这些，并最终选择放弃。

我能够理解他们为什么会放弃，我自己曾经也多次想过放弃。我并不仅仅是一位帮助别人处理创伤的心理学家，我自己也亲身经历过这些。我从小是在父母带给我的创伤中长大的，在我的原生家庭中，惊吓和恐惧始终围绕着我。我曾亲眼看着母亲在被殴打之后失去意识，被救护车带走；有时候她能连着好几个小时站在那里愤怒地咆哮，不知道到底在和谁说话；当我看到哥哥由于没有把餐巾纸放在大腿上而被吊在墙上时，当我眼睁睁地看着家具被砸坏时，我清楚地知道惊恐的感觉是什么样的，更知道在那种惊恐的环境中生活是怎样的一种体验。我之所以理解并坚信创伤可以被治愈，是因为我已经指导很多人从中恢复；我之所以一直相信这一点，是因为我自己也走过了治愈创伤的艰难旅程。

治愈创伤不是一个一次性的事件或一个线性的过程，而是一系列围绕一些可识别的阶段的循环。在你迈向康复与完整的过程中，这些阶段将一次又一次地循环。这种新的治疗方法能够使你明白你正处于什么位置，你要做的工作是什么，你所面对的挑战是什么，以及你能够做些什么来突破这个阶段，从而获得你所需的治疗和知识。

所以，我希望这本书能够成为一个旅行指南，一种了解和认识你正在做的工作的"地形"的途径，以及一种寻求治疗的方式。这并不是一本有关别人故事的书，甚至也不全是我的故事；但是，我会尽我所能讲述我的经历及其他人的经历来加深你们的理解。我会尽可能准确地描述这条路和我所能给你的"领地"，以便你可以规划自己的旅程，创建自己的地图，诉说自己的故事，并最终从创伤中走出。

目　录

087

133

167

199

223

译者后记

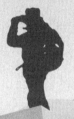

第一部分
治愈心理创伤之旅

探险依然是一个史诗般的旅程——去梦想，去准备自己的行囊，去召集你的阿尔戈英雄团队成员（希腊传说中去取金羊毛的 50 位英雄），去接受神灵对你的精神磨炼和身体考验。通过考验之后，你将获得真理，然后回来分享新的智慧。

罗伯特·巴拉德（Robert Ballard）

摘自《国家地理》

Chapter 1
认识创伤：创伤的三个方面

作为交换生，我在德国度过了高中的最后一年。我在德国最北部和一位名叫卡拉的女士一起生活了一个月。她平易近人、和蔼可亲，但无论何时，只要一听到飞机的声音，她就会跑到窗前，抬头望向天空，试图找到飞机的踪影。尽管第二次世界大战早已结束，但她却告诉我她想要确认飞机是不是来扔炸弹的。虽然轰炸几十年前就停止了，但她的惊恐反应却无情地持续了下来。这种反应就如同在你的大脑里安装了一个防火报警装置，只要出现任何微小的刺激，警报就会响起，而你的身体会条件反射般地对这个它最熟悉的紧急情况做出回应，尽管这种紧急情况仅仅发生在几十年前。

当我使用"创伤"一词的时候，我指的是那些击垮你依赖和保护自我的能力的经历或事件。创伤的典型特征就是当事人会感到惊吓、恐惧和无助。你的身体和大脑会产生一套特殊的反应来帮助你从创伤中生存下来。如果创伤性事件是一次性发生的，如车祸或枪击事件，那正常的心理防御系统只是暂时被击垮——就像洪水冲垮堤坝一样，你的身体会瞬间释放大量的肾上腺素，以至于你身体的各个系统会本能地建立新的感受器来吸收多余的溢量。

当肾上腺素的水平下降时，新建的额外的感受器就会制造一个超级敏感的内环境。在这种内环境中，即使是最少量的肾上腺素也会立即被大脑和神经系统识别出来，从而产生所谓的惊吓反应。从伊拉克战争中退役的军人杰夫只要一听到汽车回火的声音就会立即跳出车外，就好像大脑的感受器一直在等待或检索那些响声，并始终处于紧急待命的状态，以便及时做出回应一样。这种惊吓反应一旦被激活，就会持续很长时间。

首先，当我们的身体和大脑识别出危险信号，并变得超级敏感时，创伤就会在大脑中烙下印记。经历创伤时肾上腺素的激增会造成我们对该事件的强烈记忆，进而导致出现闪回。栩栩如生的创伤性记忆会干扰我们的日常生活，使创伤经历萦绕于怀，就好像它每天都会重复发生一样。我同事的侄女曾遭遇过一起车祸，她说道："每次一看到越野车，我大脑中就会闪现出我当时翻车的情形，就好像它再次发生了一样。"

短期创伤会使我们的身体不堪重负，进而导致我们产生一个过度敏感的反应系统。就好像你的身体会对任何能让它想起创伤的东西，如嘈杂的声音或急速的动作过敏一样。你可能听说过，如果一次性创伤造成的生理和心理结果持续一个月以上，你就会被诊断患有"创伤后应激障碍"（PTSD）。创伤后应激障碍的诊断要求你符合一系列症状表现：惊吓反应；记忆闪回；噩梦；过度警觉；进食障碍；睡眠问题；精神难以集中，以及逃避任何会让你想起创伤事件的场合和情景。有时，创伤后应激障碍也会用于描述短期创伤的后遗症，但这和重复创伤的情况是极为不同的。

一次性发生的恐怖事件就可能极具创伤性，那么我们应当如何理解叠加和重复的恐怖经历呢？一个持续 45 秒的车祸就能够激起创伤后应激障碍的所有症状，并导致当事人需要接受必要的心理治疗。那么，当创伤持续、重复地发生时，又会发生什么呢？当它不是一个一次性事件，而是日复一日、年复一年发生时，会发生什么？当创伤事件仅发生一次的时候，我们的身体系统就会变得"猝不及防"、崩溃瘫痪，那么想象一下，如果一个人童年的大部分时光，每天都如此"猝不及防"、崩溃瘫痪，或者一个人经历了 10 年战乱，那将是何等的精疲力竭！不论是好是坏，人类的身体和大脑是被设计用来追求效率和生存的，而生存就意味着寻找到最不费力且最具保护性的应对方式。

当创伤重复发生的时候，比如儿童虐待、家庭暴力、群体暴力或战争，我们并不会坐以待毙；相反，我们会下意识且敏锐地建立起一个防御机制来防止自己再次被击垮或陷入绝境，因为建立这种应对重复创伤的防御措施会节省我们的生存能量。为了避免我们被铺天盖地的情绪（惊恐、害怕以及所有的反射性回应）

所淹没，我们建造了防护墙、壕沟以及逃生通道。我们变得麻木，我们感觉不到任何情感，我们竭尽所能地保持我们与他人甚至与自己的距离。

事实上，重复性创伤经历包含三个独立的组成部分。第一个部分是实际发生的创伤性经历，个体会重复暴露于这种惊恐无助的经历之中，也就是说他们会反复地、清晰地回忆那些行为虐待和言语虐待、忽视和暴力。第二个部分是我们为了生存而采取的保护措施，为了从创伤中生存下来，我们建立起心理防御和保护系统。有时，为了生存，我们甚至会改变自己。对创伤的回应此时就变成了一种保护性的反应——它会融入你的个性中，成为一种让你的生活能够正常运转的方式。

心理学术语对"状态"和"特征"进行了区分。其中"状态"是指短期的体验，比如在一次重大考试前的焦虑，而"特征"则指的是你人格当中相对持久鲜明的部分，比如经常焦虑，即使没有什么诱发事件。在面对短期创伤的时候，人们的一些应对表现也是暂时的。事实上，这种短期的解决方法可以被描述为防御性状态。比如，当飓风到来时，你可能会把胶合板安在你家的窗户上面，以保护你的家免受暴风雨侵袭，此时胶合板就是你可以随意安装或卸下的一个短期解决方案。在重复性创伤的情境中，我们把应对策略描述为防御性特征要更贴切一点，因为这时保护性反应已经成了你人格当中的核心成分。与选择如何回应不同，你已经习惯了这种固有的保护性反应方式，这实际上是你身体和大脑的效能基因在起作用。面对特定的创伤，你的身体和大脑无力应对这些重复且高能耗的反应，因此它们就找到了一种能更有效地利用它们的能量和资源的方式。

当创伤重复发生时，用胶合板来保护自己免于飓风危害的短期方法就靠不住了。此时，在房子外面用砖和水泥砌起一堵与屋顶齐高的墙，似乎是一个更好的选择。很显然，如此一来，你能够非常有效地保护自己免受暴风雨的伤害——雨水无法再漫进来了；但同时，空气和阳光也被挡在了外面。而且，你所砌的高墙不具备灵活性，也不容易拆除。在保护自己免受重复创伤的过程中，你的防御措施保护你远离了那些对你来说最可怕的事件，但同时它们也切断了你与自己最需要的东西之间的联结。

最初，重复性创伤的第三个重要组成部分——不曾发生的事情——是最难以发现的，但它却产生了最深刻的影响。重复性创伤既关乎曾经发生的事情，也涉及没有发生的事情。所谓没有发生的事情，指的是在创伤发生的那些年间，正常的成长发展过程中本应该出现的一些情况。重复性创伤的影响是非常令人崩溃的，因为它并不仅仅指每一次创伤本身——你的父亲掐着你的脖子，把你逼到墙角拎起来，或者你目睹了你的母亲遭受毒打——还包括维持这种暴力的反复的关系模式。同样，它不仅仅指在战争中度过的那些战火连天的岁月，还包括与成长和关系相关但却没有时间去做的事情；它不仅仅指被记住的暴力行为，还包括在暴力发生时，在人际关系的必要且健康的发展方面（本该得到却）没有得到的支持和帮助。当你处于惊恐不安中时，你没有办法去关注并协调健康发展所需要的其他方面：你在做作业的时候得不到帮助，你也没有机会诉说当天的生活，更没有机会和朋友消遣放松。对于一个在暴力中长大的孩子来说，由于你看到的所有争论都是暴力的，因此你可能永远都无法知道什么是健康的争论，即不同意见可以是正常和健康的关系的一部分。

现在让我们来看一个案例，看看重复性创伤的三个部分是如何在真实生活事件中呈现的。

> 莱西现在快 30 岁了。10 岁那年，由于在学校里遇到了很多麻烦，她被转介到一家诊所。11 岁的时候，她遭遇了一场车祸，但幸免于难，车祸在她头部留下了伤痕。六个月以后，她被社会服务机构从家中带走，送到了寄养家庭，在接下来的五年当中，她至少被八次转移到了不同的寄养家庭中。对每一对养父母的依恋和失去令她痛苦不已。她开始在自己的四周筑起高墙，用她自己的话说："我再也不愿自己被伤害，所以我放弃了对所有人的期待。虽然已经过去了很多年，但我不知道该如何推倒这堵墙，也不知道该如何让爱再次灌注进来，即使我知道爱就在那里。"

莱西的例子完美地解释了重复性创伤的三个重要部分：车祸、更换寄养家庭，以及重复经历的丧失是她所遭受的创伤事实；她的情感麻木以及社交退缩是她保护自己免受伤害的方式，这也逐渐成为她日常性格中的一部分；而学会在一段关系中体验和管理感情并信任别人，即对关系的发展性学习是不曾发生的事情，这也是她现在为了治愈而正在做的事情。

莱西建造了一堵高墙来保护自己免受抛弃和拒绝的伤害，她学会了不依恋别人，不让任何东西"进来"，这些确实保护了她。在反复与所爱的人分离的时候，她不再感到悲伤和愤怒；但是这种本来打算短暂使用的方法已经变成了永久的习惯。现在，即使她想要感受自己的感受，或者接受并理解那些环绕着自己的爱，她也无法做到。这些因过往丧失而产生的保护措施让她无法在当下的人际关系中获益。

当我用"学会"一词时，比如，我说"她学会了不让任何东西'进来'"时，我的意思是，当我们受伤的时候，我们会"努力学会跛行"，这并非指那些有意识且有目的的学习，而是说我们会下意识地找到疼痛最轻的姿势，并以那种方式行走；但如果我们长时间这样做，它很容易就会变成我们习惯的走路方式。所以创伤的第二个部分就是长期的保护性回应，即在被创伤包围时，我们为了保护自己而创造出来的一种应对方式。

让我们来看看一个经历了战争的国家。影响一个国家恢复和运转的不仅仅是战争暴行和对它的有形破坏，甚至还有在整个战争期间那个国家本该有的发展、人口和国民经济的增长，正是这些没有发生的事情制约了这个国家的重建，这一点更为重要。例如，战争期间，这个国家不能修路，不能修建学校，不能发展经济，甚至不能保证正常供水；如果安全的管理或法律措施都不存在，如果基础设施还没有建立或得不到维护，如果当国民没有被训练接受新的工作机会，而只是被训练进行军事防御，那么战争结束以后，这些错失的部分必须成为第一发展要务，只有这样，这个国家才能有足够的力量重新崛起。如果一个国家没有道路，没有安全的饮水和食物，那它就没有办法养活它的人民。

另一个关于"战后重建现象"的例子来自我实习那年所接触的一个家庭。

身为人母的莱娜最终鼓起勇气离开了她的丈夫，终止了他们暴力的婚姻。

接下来的几年，莱娜都过得很艰难，她曾前往各种国家机构寻求救济和帮助，也曾住进无家可归者的避难所，最终她和她的两个孩子拥有了属于自己的房子。而且在那段时间，她通过了医疗技术代表的资质认证，也找到了工作。然而，当她终于有了一个安全的家，也有了一份理想的工作来养活孩子们的时候，她却震惊地发现她的大儿子尼尔森在学校和家中的表现都相当异常：在学校考试不及格，在家里又哭又闹，似乎有一些发育倒退的表现。莱娜不明白为什么尼尔森会变成这样。在她婚姻最艰苦的那些年，以及在艰难的过渡期，尼尔森都表现得坚若磐石，为什么在所有事情都越来越稳定的时候，他却突然出现了这样的状况。

事实上，在那些年里，尼尔森确实坚若磐石，但这种"坚若磐石"是以牺牲他的健康成长为代价的，对于莱娜来说，起初很难理解这一点。尼尔森意识到"战争"已经结束了，于是就开始做一些真正的成长过程中会发生的事情，而这些事情都是当母亲非常脆弱或忙于供养家庭时，他不得不推迟进行的。现在尼尔森可以拆除自己的心墙，让母亲来帮助他学习如何表达和管理自己的情绪，以及如何诉说自己的挣扎和烦恼了。通过这种行为表现，尼尔森能够弥补他在四岁、六岁或八岁时曾错过的情感发展。

重复性创伤的这三个组成部分解释了为什么说医治创伤没有一个放之四海而皆准的方法。短期的创伤和重复性创伤存在某些重要的共同特征，比如面对压力时的生理反应，但是在另外一些重要的方面，它们的不同点恰恰影响着我们如何认识及治疗创伤。

Chapter 2
英雄之旅：治愈过程就是一次英雄之旅

我把一些旅程称为英雄之旅，比如夜间海上航行、英雄的追求之类。在那里，个体将会在他的生命中迸发出前所未有的能力。

约瑟夫·坎贝尔（Joseph Campbell）
摘自《千面英雄》（*The Hero with a Thousand Faces*）

一旦你决定为你的创伤寻求帮助，你就打开了一扇大门，正式开启了你的旅程。在这个时刻，你会有很多不确定的感觉，所以你就会在那些已知和未知的事情之间摇摆：你不清楚自己将去往何方，但你知道自己不想让此时此刻的感受再持续下去；你知道自己需要从持续不断的焦虑、生气和急躁不安的感觉中解脱出来，或者你意识到你的家人和身边的同事觉察出了你的异样，因此你想做出一些改变，但是对于改变，你又感到焦虑或惊恐不安。

为了开始这段旅程，你所感受到的忧心忡忡并不会浪费，或者说你并没有把精力投入无意义的事情上。这段旅程需要大量的工作和注意力，你将要离开你所熟悉的安全地带，即使它并不总是让你感觉舒服。在每一个国家、每一种文化当中，英雄之旅都是从踏入未知世界开始的。由于一些自己都说不清楚却又不能忽视的原因，那些英雄开始了旅程。无论英雄是无意进入，还是受召唤进入，抑或是被"推"进其中的，这样的冒险都会改变他的一生。

英雄之旅象征的是寻求新自我、新生命，或者向往与憧憬一个"做大事的机会"，等等。我不是第一个，也不会是最后一个把医治创伤的过程形容为英雄之旅的人。我认为没有别的比喻比这个比喻更能让人理解和尊重一个需要花费很长时间、付出无数艰辛的过程。医治的过程包括离开我们所熟悉的地方，冒险进入一个会体验到陌生、奇怪甚至是恐惧的过程当中，即使我们并不情愿。

"好吧，"我能听见你说，"我能够理解旅程。"但是我同时看到，你在听到"英雄"一词时摇了摇头。大多数经历创伤的人都不觉得自己是英雄。那些形容英雄的词语——勇气、勇敢、无畏——也不适用于描述我们所感受到的创伤体验或与创伤历史做斗争的过程。我不得不承认，连我自己都曾经嘲笑过这个比喻。每当我的治疗师使用"勇敢"一词时，我都会翻白眼，把目光移开，心想："当有人被打的时候，你站在那里吓得呆若木鸡，什么都不做，这真的很勇敢！"

创伤还包括重复地体验无助感和惊恐，这样的体验通常导致的是羞耻感而不是勇敢，是恐惧而不是刚强，是无助而不是坚韧。但是当我的治疗师使用"勇敢"一词的时候，我其实是误解了她的意思。当我听到这个词的时候，我以为她说的是我作为一个孩子已经做出了某种英勇的表现，但事实上，我只是做了所有经历创伤的人都希望做的事——挺下来了而已。有些人可能会说，生存下来需要勇气，但更需要的是坚韧不拔；这种坚韧指的是，即使你感到绝望，无论如何也都要继续向前，坚持做需要做的事情。它需要你能够低下头，咬紧牙关，继续前行，也需要你始终怀有希望。

我所说的英雄之旅并不是指在创伤中生存下来，那只是你的历史。英雄之旅指的是你决定要回到过去，亲自见证你所经历过的那些事情，找回你遗失或丢弃在过往的那部分自我，并把你的见识和体验带回到现在，与你的其他部分融合，使它们形成一个统一的整体。我曾经不明白的是，医治创伤之旅本身就是英雄式的，它需要极大的勇气、果敢，需要你调动自己的刚强和坚韧。

英雄之旅是一次次循环，这也是我喜欢把它比作我自己的医治之旅的另一个原因。它帮助我认识到，治愈创伤的工作是在一次次循环中完成的，而不是在某条线性的路径上。英雄并不仅仅指那种典型的走出门遇见障碍，然后解决障碍的人。医治过程也不像发现汽车的问题，然后把它带到修理厂，更换某一部分零件，然后开车离开。在著名的英雄故事《贝奥武夫》（Beowulf）中，当贝奥武夫杀死怪兽格伦德尔之后，他以为自己的旅程已经结束了。但是第二天早上，格伦德尔的母亲——一个更强壮、更危险的怪兽出现了，所以贝奥武夫必须重新积聚力量，准备新的战斗工具，并再次参与战斗。循环的重要性是至关重要的，因为成长和康复并不是线性递进式的。很多时候，治愈所需的耐心和坚持都来自接纳旅程的循环性。

让我们来看看吉姆的例子。他是一名伊拉克战争的退伍军人，与妻儿同住。当他从战场上回来之后，尽管知道自己应该为看到亲人而高兴，但事实上他却感到与他们非常疏远。他像一个自动化的机器一样卖力地工作，随着时间的推移，他开始越来越频繁地和朋友们喝酒，或者回到家和妻子喝酒。当他的妻子开始对自己的饮酒状况表示担忧时，她也催促他去寻求帮助。一开始他并没有听她的话，但是一段时间之后，他注意到，妻子看起来似乎更快乐了。他也希望自己能像她那样快乐，于是他开始参加匿名戒酒会的团体活动。通过参与"清醒"活动，吉姆正式踏上了他的旅程。他进入了一种全新的可能性当中，他拥有自己的向导——妻子以及"十二步戒酒法"的团队，后来还拥有一位咨询师，他在通往清醒的道路上进展得很顺利。吉姆征服了第一个怪兽，但他不知道还有另外一个考验在前方等着他。一旦清醒之后，他就开始重新体验那些战争和儿时创伤带给他的感受，现在，还有另一个医治周期在等待着他。

Chapter 3
旅程指南：让你的旅程可期

对于进入一条同时充满磨难和可能性的道路来说，英雄之旅确实是一个强有力的比喻，但大多数英雄故事都是童话或虚构的，这导致它们只能是完美的比喻，却不是完美的指南。在英雄之旅中，英雄们必须依靠一些内在的力量——勇气、坚韧、忠诚、荣耀、激情，正是这些东西使它看起来是一个很伟大的比喻，但在英雄的外部世界却充满了传奇性的东西——魔法、咒语、占卜和预言。

在童话故事或者传说当中，你的向导会突然出现，比如，为亚瑟王现身的梅林[①]，为天行者卢克现身的欧比·肯诺比[②]（Obi-Wan Kenodi）。向导们会主动现身，他们对你的旅程有着全面的了解和掌握，并会主动为你提供魔法般的力量。但是让我们现实一点吧！亚瑟王并不需要通过查找自己健康计划中的"合格的支持者"名单来寻找梅林，但是在医治创伤的过程中，你必须自己寻找向导。他可能是一位治疗师，或者是一些支持性的团体，抑或是某个组织机构——他们可以在你的

[①] 电影《少年魔法师梅林》（*The Adventures of Merlin*）的主角。——译者注

[②] 电影《星球大战》（*Star Wars*）中的角色。——译者注

医治过程中指导你、支持你。

我的医治之旅不是虚构的，你的也不是，它们都是非常真实的。我们当然想利用那种神话故事里的英雄们所展现出来的普遍的内在力量，但是在我经历自己的医治之旅的时候，我开始寻找一些更接地气的故事和向导。我读了很多冒险类的书籍：关于北极探险的、关于攀登喜马拉雅山的，以及关于其他惊悚的自然探险的。我也开始相信，如果医治创伤的过程能够被准确地描写出来，那它将更像英国探险家沙克尔顿的南极之旅，而不是一般的自助类书籍。

你需要认识到，从很多方面来说，从创伤中恢复都远比那些危险的探险活动要艰难。因为登山者至少能够实际看到他正在攀登的山峰，或者知道他已经征服了多少里程。但在你的医治之旅中，这些里程可能会让你感受过同样的陡峭和险峻，但它们却是不可见的，因为它们是一些内在的东西。在这个时间段，登山者或探险家只需要做一件事情，但你不能，你将一边（不得不）进行你的医治之旅——一个非常艰难的攀登活动，一边继续过你的日常生活。沙克尔顿并不是一边在南极探险，一边日日进出办公室工作的，他也不曾在努力拼搏的同时每天按时接送孩子上学。在同一时间段他只做一件事情，而你不是。

我欣赏并依赖一些古老的探险故事的另一个原因在于，它们是对真实的探险过程的描述。对于所有的早期探险家来说，在旅行中的某个时刻，他们都可能会完全偏离自己的地图。他们的地图失效了——那些地图是如此模糊不清，甚至是错误的，或者说压根没有人真正到过那里并绘制出精确的地图。沙克尔顿在他的南极之旅中，突然发现自己进入了一个未知的领域——没有人曾到过那里并绘制出精确的地图，他和他的探险队员们必须自己寻找出路，绘制一张新的地图。当法国登山家莫瑞斯·赫佐格（Maurice Herzog）的团队在他们最初攀登安纳布尔纳山峰的过程中，那些攀登者进入了一个他们误以为是那座山的安营之地的地方，但当他们到达那里之后，环顾四周的山峰时才意识到他们并不确定哪座山是安纳布尔纳山峰。他们不得不花上数周时间进行徒步勘察，来搞清楚究竟哪座山峰是计划攀爬的。他们必须在开始计划的旅程之前就绘制好行程地图。他们是毫无疑问的探险家，因为他们置身于一片未曾被命名、人迹罕至，甚至未曾被发现的领地之中。

你的创伤和你医治的领地同样是未经开垦、未被探索的。与那些将要攀登安纳布尔纳山峰的探险家一样，你对自己需要攀登的山峰有自己的想法。你的道路和障碍可能与那些已经从创伤中痊愈的人有一些相似，但你的领地是属于你自己的。没有人曾到过那里，从某种程度上说，甚至你自己也不曾到过。你必须尊重这片土地的蛮荒、危险以及华美。你也必须尊重一个事实：你需要获得关怀，而不能孤身前行。

这些老探险家与探索自我创伤的你之间的另一个相似之处就是，你们所有的动机都来自你们自己。我不认为你会仅仅因别人认为这是一个好主意，就坐着独木舟开始为期两年的南极之旅；同样，你也不会为了让别人开心而踏上重回创伤历史的旅程。这不是像吃片药或上六周课那么简单的问题，这是一次朝向未知领域的远征。尽管你所爱的人可能会在远方为你喝彩，但在绝大部分的旅程中，你都是独自前行的。其他人也可能会鼓励你，特别是在一开始的时候，但是要想完成这个旅程，你千万不能依赖别人的鼓励，紧紧抓住并依赖自己的动机和目的才是最重要的。

这样的远征实际上也是一次搜救任务，为了找回你曾经遗失的那部分自我；你要回去找回你的自我，不同于传统的英雄，这对你来说并不是一个通往未知的旅程。这个任务要求你穿过危险的领地——既要穿越最初创伤的领地，又要探索自我的新领域。本书就是这次远征的旅程指南。

我写这本书的灵感来自《阿巴拉契亚山脉俱乐部指南》(*The Appalachian Mountain Club Guide to the White Mountains in New Hampshire*)。这是一本全面介绍怀特山脉所有步道的指南，它配有每条山脉的地图，每段旅程或每条路线都包含了经验丰富的徒步旅行者的建议。

在我大学一年级结束后的那个夏天，我和朋友简背上行囊，直奔怀特山出发。我们计划了五天的行程，也挑选了一系列看起来非常有意思的登山路线，沿途有秀美的风景，也有露营过夜的好地方。

那年我 19 岁，而且刚刚参加了全国划船竞赛，所以我的身体素质特别棒，我的感觉是如此良好，以至于到了第二天早上我对攀登的艰难程度都没有做好充分的准备，因为我觉得这对我来说完全不是问题。但从一开始，路途就显得非常陡峭，我们咬紧牙关、硬着头皮往上爬，然后又极不情愿地下来，放弃了我们竭尽所能才征服的所有里程。对我的斗志来说，面对失去已经征服的里程，我所感受到的痛苦甚至远远超过向上攀爬时我的双腿所感受到的痛苦。当到达山底后，我们决定重整旗鼓，再次前行。

在第二轮的上上下下后，我提议喝口水休息一下。说真的，我当时特想看一看我们的地图，以证明我们走错了路。这条路到底还有多远？我心想，我有可能走完吗？当初是谁认为这是一个好主意呢？一定还有另外一条路吧——请告诉我我现在这么辛苦是因为走错路了。

我拿出水壶和食品袋，坐在一块大石头上仔细查看我的地图。我找到了那天早上我们离开的那个营地小屋，确认了那条线路的名字，并在《指南》中搜寻。在《指南》当中，这条七英里①的路线被完美地描述为"一个看起来有着无休止的上上下下的系列组合"。

是的，地图上白纸黑字写着呢，而且用的是简单的英文表达，看到有人如此精确地描述这条路，我感到舒服了一点。看到连这本指南的作者（我猜是一位超级登山旅行者）都把这条路线描述成"似乎没有尽头的"，我也就不想再沿着那条路走下去了，但当我发现对于旅程我能够期待什么之后，这条路线突然变得可以容忍了。

在怀特山，我需要这本旅行指南来帮助我弄清楚自己身在哪里，并意识到自己对于旅行所产生的挣扎都是可以预料或理解的。那本旅行指南帮助我忍受了我的沮丧，也让我对于能够期待什么有了一些想法，它使一个未知的旅程变得更可预测了。查看怀特山的地图和旅行指南并不仅仅是为了娱乐，也是为了安全。你

---

① 1 英里 ≈1.6093 千米。——译者注

可以根据它们来搞清楚你正处在什么位置，你需要做什么，以及为了接下来的旅程你打算如何准备或评估你自己。

20多年前，当我开始自己的医治之旅时，我也曾试图搜寻一个和我的怀特山旅行指南类似的东西。我想知道：我走的路对吗？它事实上就该如此陡峭或者花费如此多的时间吗？为什么我经常感觉自己白走了很多里程呢？我特想拥有一本书，它能以一种有意义且充满希望的方式为我描述这段旅程，为我解释为什么旅途中的某些部分如此艰难，我可以期待什么，以及为什么会有这么多的周而复始和挫折。我特想拥有一本书，它可以告诉我，为了安全起见，我应该考虑哪些事情，我需要在我的背包里准备什么东西，以及还有什么其他的地图和指南是我可以参考咨询的。我想拥有一个旅行指南，它不仅仅告诉我"地形"，还告诉我为什么信任或依靠我的咨询师——那个指导我的人——会那么困难。我想得到一些帮助来指导我去寻求帮助，我想对我应该寻求的帮助有一些了解和认识。

作为一名心理学家，我现在的工作就是指导他人的旅程。我常常希望自己拥有这样一本书，可以提供给我的来访者或他们的父母、配偶和朋友。尽管我从未为我自己找到过类似的指南，但幸运的是，作为一名训练有素的心理学家，我曾经涉猎了大多数人无法接触到的书籍、论文和文献。我从很多书中找到了鼓舞人心且很有帮助的话语，但我通常不会向我的来访者推荐这些书，涉及古老的精神分析文卷、神经科学的研究、佛教心理学、依恋理论、儿童发展心理学和量子物理学。我还以一种有教育指导意义且蕴含哲理的比喻方式，从有关写作、艺术、诗歌、童话故事、房屋建造、园艺和高风险探险等方面的书籍中得到了启发。然而，尽管书中的一些信息拥有无与伦比的价值和意义，但它们却常常淹没在庞杂且看起来不相关的上下文背景中。这就相当于我不得不通过翻阅大量的老旧期刊，如《美国北部山脉》（*Mountain Ranges of North America*）、《阿巴拉契亚山脉的精品路线》（*Great Trails of the Appalachians*），来找到我所需要的关于怀特山旅程的路线指南。想象一下，为了能够找到你所处的那条路，你在旅程中不得不携带一本古老且厚重的书是一种什么感觉。因此，我想要一些更具体、更有帮助的东西，来提供给需要它的人们。

大多数关于创伤的书都可以分为两类。一类是有关创伤的研究和论述：什么是创伤？它是如何影响你的？如何去认识它？这类书能够帮助你从更大的视角去认识创伤，认识创伤的症状表现及其影响。这类书大多会用一两章的篇幅来介绍如何寻求帮助，而且绝大部分方法都聚焦在找一个好的治疗师上。

还有一类是自助类的书籍，这类书通常包含一系列设计好的问题和练习，用于帮助你去识别自己的创伤，回忆并讲述创伤故事，然后重新与你的生活建立联结。这类书通常倾向于使对创伤的医治看起来像一个简单的线性经历，仿佛就是一个"从这儿到那儿"的过程。它们也通常会以这样的语句结束，比如，"如果你觉得独自面对这个问题太难的话，那就去找一位好的治疗师吧！"

正如我在前面所提到的，这本书不是一本自助类的书。这本旅程指南开始于其他大部分同类书籍结束的地方。这本书从一开始就假设、鼓励且要求你拥有某种类型的治疗关系——不管是一位治疗师，还是一位咨询师、一个小组或一位向导。从创伤中康复，并不是一个独立的活动或事件，它需要一些支持和指导。就像我不会推荐你使用一本医疗指南来为自己做心脏手术一样，我也不会建议你使用这本书来独自疗愈创伤。

对于经历了创伤的个体而言，这个向导可能是一位治疗师或一个治疗团队，也可能是十二步团体小组，甚至可能是一名神职人员。对于经历了创伤的群体（某个群体、机构或社区共同经历了某种创伤）而言，帮助者则可能是一位咨询师或一个干预团队、一家非政府组织，抑或是一个政府机构。

在英雄之旅中成功的传奇英雄们都有一个共同点：拥有一位能够为他们提供信息或工具来征服挑战的向导。这就是你最初经历创伤和你重新探险回到其中这两者之间的区别：当你去整合你所失去的东西时，你将拥有一位能够为你提供所需的支持、方向和说明的专业向导。治疗关系会为你提供这样的支持和指导，并为你提供安全且支持性的环境，以帮助你修复那些曾经变得支离破碎的东西；同时，治疗关系也会为你提供一个必要的环境和条件，来让那些必需但错失了的成长能够得到实现。

虽然对于我来说，开口寻求帮助是非常简单的事情，但对于任何其他经历了创伤的人来说，这并不容易做到。治疗关系是治愈创伤的必要因素，但如果你被一些人伤害了，那么你可能很难再去信任他人，即使那个人会诚心诚意地帮助你。我明白，你宁愿相信还有一个更简单的方式来开启旅程，那就是独自行动，而且很可能你已经尝试过这样做了。我甚至能猜得到，为了避免这趟旅程，你几乎已经尝试了所有的方法。

在过往的生活中，你可能没有得到过支持，甚至在寻求帮助时还听到过这样的话："你就不能自己克服困难吗？""这是你自己脑子里的事！"在西方文化中普遍存在一种强烈的道德观念，即人们通常认为心理问题应该由个人自己解决——"你应该能够解决这个问题，靠自己来'修复'自己，或者干脆'接受现实'。"随着更现代化的百忧解之类的药物出现，这种压力变得越来越突出——"如果你不能自行处理你的问题，那就吃一点药吧，让它消失，永远不要再谈论它，更不要依赖其他人。"

但是请你想一想，如果你的身体生病或受伤了，你会不会幻想靠自己来治好它？你不会，因为你知道自己需要医生、夹板、石膏和拐杖来治疗骨折，你知道手术、护理和药物的必要性。如果你摔断了腿，但拒绝医疗护理和打石膏；相反，你还像兔子一样蹦蹦跳跳，无论如何都要继续用这条断了的腿走路，那你一定会被人们当作疯子，而你做出正确合理决断的能力也会受到质疑。讽刺的是，当你寻求心理帮助的时候，却会遭到人们的不解甚至反对。这就好比当你的心灵遭遇车祸之后，多根心理方面的骨头被撞断了，但是你仍然坚持站起来走路，然后就会有人拍着你的后背鼓励你，告诉你"你的心灵真坚强"。在绝大部分的案例中，这些都是真实发生的事情。身处创伤当中，你深受其害却得不到关怀，于是你不得不隐藏起所有的事情，就像它们不曾发生过一样，并带着它们继续生活，同时试图掩盖你的跛行。现在是时候回去并开始医治的工作了！

Chapter 4
重获完整的创伤故事

所以，这本书就是你的英雄之旅的指南，能够帮助你重获自我和个人历史的某些部分，使你成为一个完整的人，并拥有一个属于你自己的完整故事。当你在儿童时期经历创伤的时候，创伤会妨碍你创造自我或讲述个人故事的能力。当你在青少年时期或成年期经历创伤的时候，创伤会粉碎你的同一性，夺走你对自我和世界的认识。从创伤中恢复的目标是把所有这些支离破碎的部分重新组合起来，使自己再次变得完整，真正创造出一个全新且完整的自我。这是一个至关重要的节点，你不是在使用一整块布来缝制一套完整的衣服，而是要从支离破碎的碎片中创造出一个整体——从你经历过的故事中，从你医治创伤的经历中，从你所体验到的新经验中创造一个整体。你绘制的不是一幅油画，而是一幅马赛克图案。整合的过程——创造属于你自己的完整的生命故事，使自己变得完整而统一的过程，就是你制作自己的马赛克图案的过程，这将是一个全新的整体。

视觉世界为我们提供了更多的机会来认识这个从破碎中创造出整体的动态过程——马赛克图案和用碎布缝制被子为我们提供了一种方式，让我们可以从那些曾经的碎片中看到美丽和完整。我们能够亲眼看到，碎片是如何组合成一个美丽的整体的，但语言世界是不同的。我们是能够使用语言的人，我们的生命故事既是可见的又是可述说的。但我们很难看到我们的语言重生，我们的故事被重新书写，成为一个由旧碎片组成的新整体。约翰·莱德里奇（John Lederach）是这一领域的一位专家，在战后重建地区做和平工作，他提到了"重新书写故事"（Restoring）这一概念。关于我们试图用自己的叙述和生命故事来治愈创伤，这可能是最准确的描述。我们正一片一片地捡起我们生命故事中的点点滴滴，把它们想象成更大的东西，就像我们拼凑马赛克图案时，把碎片想象成一个融合又美丽的整体一样。泰瑞·坦贝斯特·威廉姆斯（Terry Tempest Williams）曾说过："马赛克作品就是那些破碎的东西之间的对话。"这就是所谓的重新书写故事的过程——你与自己的每一个碎片进行对话，并将这些碎片组成属于你的完整的马赛克故事，这个故事是你在医治之旅中为自己创造的。在你医治创伤的过程中，这些与你的自我的碎片和你的故事之间的对话，将以不同的方式在循环的每个阶段发生，贯穿整个创伤疗愈的旅程。

重新书写故事的行动是一项整合的行动，也就是说，其目标是把你自己、你的生命、你的故事的所有碎片都整合到一起，这样你才能变得完整。它意味着形成一个完整的故事，也意味着你将获得一个自我——一个完整的自我、一个整合的自我，即那个讲述故事的主角。它意味着你将拥有一个包括你的过去和现在的生命故事，也意味着你将获得一个包括你曾经经历过的创伤，以及你如何从创伤中恢复的生命故事。它更意味着你将获得一个囊括了你从各种不同的生命经历中获得的意义，包括创伤以及所有这些经历是如何创造属于你的未来并与之相联的生命故事。整合使你能够以开放和灵活的态度去学习和成长，用可能性来迎接你的生命和未来，而不再囿于那些僵化的假设和你由于创伤而筑的"防御工事"。

心理学界和《韦氏词典》都将"故事"（story）和"叙述"（narrative）两个词互换使用，我在本书中也会如此。这两个词中的任何一个都不能恰如其分地描述你生命的完整性，或者精确捕捉创伤经历的复杂性，但它们却是我能够找到的用来描述那些贯穿于我们生命故事的各种线索和经历的最佳词汇。健康的生命故事（或叙述）与创伤故事有着明显的区别。一个健康的故事包含了过去、现在和未来，而且是连贯的。关于连贯性一个最简单的定义就是"一个故事，有开头、中间和结尾"。一个连贯的故事有主题上的连贯性，这意味着故事情节是连贯的，即它是有意义的。一个连贯的故事也有因果方面的连贯性，即我们能够理解一件事是如何导致了另外一件事。事实上，心理学研究人员可以通过人们叙述自己生命故事的连贯性来确定哪些成年人拥有健康、安全的依恋关系，哪些人治愈了创伤。这种连贯性不仅仅是一件值得拥有的好东西，还是父母能否将安全的依恋关系传递给孩子的最大预测指标之一。即使在一些没有重大创伤的生命（我们称之为"正常的生命"）中，创造出一个连贯的生命故事也是一种成功。它要求我们去思考，并努力联结自我和经验的方方面面，使之成为一个统一的整体。

创伤粉碎了你的故事，毁坏了你所认识的那个自我。大脑处理创伤的过程是完全不同的，这个过程会干扰你的记忆和语言。创伤并不只是改变了你的故事，它还改变了你是谁、你看待这个世界和人际关系的方式，以及你讲述自我故事的方式。这也是为什么变得完整的首要目标会如此有挑战。所有被打破的碎片都必须被重新组合起来，所有需要被这样对待的方面——那些受创伤影响的关系、情感、语言、故事——都必须在这个旅程中被一一修复，一个统一的整体才有可能出现。如果一个国家在战争中遭到了轰炸，其所有的道路和桥梁都遭到了破坏，那这个国家必须重建这些设施，才能够再次繁荣昌盛；但在没有道路和桥梁可使用的情况下，在全国范围内运送材料来修复道路和桥梁将是一个巨大的挑战。

创伤的每个方面都拥有或需要拥有它们自己的故事。在本书的每一部分，我都会讨论医治阶段的工作是如何与讲述你的故事相联系的。关于那些我们曾经历过的创伤、那些真实发生过的事件，有一个故事；关于为了从创伤中生存下来，我们所创造的保护措施，也有一个故事；关于那些缺失的、没有发生的事情，也就是当我们处于创伤之中时，那些未能发生的经验和未来，也有一系列故事，而这同时也是你去体验新的故事的可能性的地方。在你医治创伤的旅程中，要讲述理查德·莫利卡（Richard Mollica）——一位曾经帮助过很多难民的创伤治疗专家——所谓的"完整的创伤故事"，你将会遇到很多机会和挑战。"完整的创伤故事"并不仅仅指有关创伤事件的故事，它还涉及你经历创伤之前、之中和之后的生命故事。创伤故事并不仅仅需要与你的其他故事联系在一起，它还需要与它们更紧密地联结起来，共同编织成你完整故事的结构。

了解故事是如何运作的，可以帮助你理解为什么在有创伤史的情况下，讲述自己的故事既是医治过程的一部分，也是医治结果的一部分。也就是说，正是那些把所有碎片拼凑起来的行动，以及那些修复的工作，创造了形成完整自我和完整故事的可能性。丹·麦克亚当斯（Dan McAdams）是一位研究生命故事的心理学家，他讨论了一些普遍且重要的原则，这些原则对我们有效地管理、认识和学习生命故事的方方面面都很有用。通过学习这些原则，你可以了解创伤是如何影响你的故事的，以及你需要如何进行医治。

第一个原则是，生命是由故事组成的。故事是我们人类向自己和他人解释发生了什么、为什么会发生，以及我们期待接下来会发生什么的最好方式。自我就是我们的故事和讲故事的人二者的统一体。我们依靠一个连续的自我来认识我们是谁，我们用这个自我来创造我们生命故事的连贯性；但是创伤打破了这种连贯性——无论其破坏的是我们的自我，还是我们的生命经历。从创伤中生存下来的人们通常会说，他们感觉自己不再是创伤发生前的那个人了。一个在越南参加过三次战争的退役军人说："为什么我会变成那个样子，简直太罪恶了……之前的那个我在哪里？当我回顾过去，再回头看现在的自己，我对于自己曾变成的那个人感到惊恐不安。我到底曾经变成了什么人？我做过什么？为什么那些看起来好像都是另外一个人做的。我的确是那样做了，但好像有其他人在控制着我。"这个退伍军人就失去了他的自我的连续性，因此他的故事的连贯性也荡然无存了。为了能够继续讲下去，他把自己从故事中"拿开"了。

第二个原则是，故事整合了生活。我们的生命故事可以帮助我们整合生命中那些让我们感到绝望和疏离的碎片部分。我们会把过往多年的经历编织成一个有意义的整体。但是由于创伤，不同部分之间在体验上的差距可能特别大，以至于我们认为将它们与现实中存在的其他部分相联结是不可能的。由于创伤性记忆的特殊工作方式，它们要么是侵入性的，会妨碍我们的日常生活，要么与我们的整个经验和其他记忆片段是分离的——所有这些片段都被我们避而不谈，深深埋藏了起来，以至于它们无法被整合进我们的经验或故事里。

第三个原则是，故事是在社交关系中讲述的。讲故事的人通常都会想象出一个倾听者。不管是医治创伤、修复自己的故事，还是重新书写故事，你都需要一个倾听者、一个见证人，也就是在你拼凑那些碎片的时候，有一个能够包容并接纳你和你的故事的人。如果说马赛克图案是碎片之间的对话，那么创伤之所以能够治愈，就是因为主要的对话是发生在那些破碎的碎片与一个有爱心的倾听者之间的。倾听的过程为每一个碎片都提供了一种可能性，使其能够被整合进这个完整的故事中。向人们分享创伤正是故事得以讲述的原因。我们需要人们倾听我们的故事，以便我们可以得到医治。请你一定要记住，没有人可以独自治愈；但是正如我在前面所提到的，由于创伤粉碎了我们对关系的信任，因此，要想建立足够信任的关系来诉说自己的故事，你需要花费相当多的时间、练习和努力。

第四个原则是，故事是发生在时间中的，并且会随着时间推移而发生变化。时间是创伤的最大受害者之一。因果的连贯性——即这件事发生了，随后那件事也发生了，然后我们就意识到是这件事导致了那件事——取决于时间。创伤损害了时间，而故事则依赖于时间。当创伤发生的时候，它们依赖时间来确定何时发生，而我们的故事也取决于时间，这样我们才能理解因果关系。我们的自我意识也取决于时间，因为时间为我们的经验赋予了连续性——从过去到现在和未来。创伤打破了时间，它往往会抹平过去——通过清除记忆、沉默，或者让你与自己所经历的事情隔离。但事实上，你失去的并不只有过去，你失去的还有未来。经历过创伤的人们不再相信未来，因为他们不相信自己会长寿。任何有关未来的想法都会被想象成和自己经历过的创伤一样危险，所以他们任何有关未来的计划都不再涉及想要或希望什么，而只是为了保护自己免受过去发生的那些事情的伤害。关于从创伤中生存下来的经验，乔纳森·谢伊（Jonathan Shay）在研究越战老兵的战斗创伤时指出："毁灭时间是一种内在的生存技能。"

作为连贯性的主要因素之一，因果关系也因时间受损而被严重破坏。由于创伤的最大影响之一就是绝望和无助，因此创伤幸存者讲述的关于创伤的故事不一定是完全真实的。我们会编造出一些连贯但虚假的故事，只因为它们会让我们感觉好一点。经历过创伤的人往往会记错事件发生的先后顺序，或者他们会说"本应知道事情将会发生"。他们会觉得自己对创伤性事件负有大部分责任，似乎创伤不仅是发生在他们身上的，还是他们"咎由自取"的。在他们看来，只要自己下一次采取不同的做法，创伤就不会再发生了。这些关于时间的虚假故事让他们在面对所处的环境时不再感到那么脆弱，让他们对未来有一种掌控感。时间会随着创伤而改变的事实恰恰是创伤造成的最大的不可见伤害之一，它会干扰很多善意的干预措施。很多儿童和青少年之所以不能有效地利用那些设计用来帮助他们展望未来的计划，就是因为他们从根本上就不相信自己还有未来——他们需要先走出创伤，才能相信未来。还有很多成年人认为，他们起初告诉自己的创伤故事就是真实发生的，而不是一个为了帮助自己应对创伤而编造的故事。无论是创伤幸存者还是治疗师，都必须意识到并处理与时间有关的问题。

Chapter 5
重复性创伤医治周期的五个阶段

我是一名朝圣者，但我的朝圣之旅却是徘徊不定且没有标记的。通常，那些看起来是直线的路段，实际上却是一个循环或一个迂回……

温德尔·拜瑞（Wendell Berry）
摘自《杰贝尔·克劳》（*Jayber Crow*）

我医治创伤的方法——重复性创伤医治周期——是由五个不同的阶段组成的，它们分别是准备（"整装待发"）、解离（稳步分解）、识别（分类、确认、试验）、整合（将碎片编织成整体）与巩固（固化和稳定化）。从情感、认知、精神、身体和关系的角度来看，每个阶段都有其独特的重点和目的，以及一套属于它自己的值得关注的需求。每个阶段都要求你和你的导师或支持系统能够提供一套不同的技巧和应变策略，在一个阶段有用的方法不一定在其他阶段也有用，这就是"一刀切"的治疗方案通常不起作用的原因。

这个周期和精英运动员的训练有着异曲同工之妙。在运动员训练中，有一个被叫作周期化的概念，它是基于压力反应系统而建立的。在体育运动中，如果你持续不断地通过训练来给你的身体施压，那么它将不能有效地康复。如果你过度训练而休息不足，那你的身体就会完全垮掉，表现水平也会相应下降，而不是有所改善或提高；相反，周期化要求你应该先为训练准备你的身体，然后再进行训练，最后是安排时间进行恢复。周期化的发现完全颠覆了运动训练模式，而且已经成了运动员训练的标准。在体育运动中有着不同的训练周期，有大周期也有小周期。大周期包含了为期一年的训练计划，而小周期包含在大周期之中，也就是效力和服务于整个训练计划的较小的由内容相同的准备、训练和恢复阶段组成的周期。

同样地，重复性创伤的医治周期也是由一个大周期（随着时间推移，你的康复情况和治疗情况的变化轨迹）和一些小周期组成的。因此，你将处于与大周期相一致的某个阶段当中，并同时处于一个小周期的某个阶段中。在本书中，每个阶段都有自己特定的部分，这样在你准备好之前就不会有转移到下一个部分的压力，因此也就没有必要把你的医治过程当作一个线性的工程。在不同的部分之间来回切换，或者在继续向前之前重新审视前面的部分，都是没有问题的。无论你身处医治过程的哪个位置，这本书对你来说都是有意义的。如果你正在阅读的某些内容与你产生了共鸣，那就请你仔细品读，并停留在那个部分。如果你可以和自己所处的位置保持联结，并且聚焦于那些对你有益的事情，比如可以帮助你和你所处的阶段前进的事物，那将会对你的治愈产生最高程度的帮助。

重复性创伤医治周期的第一个阶段是准备阶段。创伤治疗需要耗费大量的人力物力，准备阶段就是为迎接这一任务做准备的。在这个起始阶段，大多数人都急于进入医治的"攻坚地带"，然后就会发现自己开始不知所措。其实，当你冲进那个攻坚地带的时候，你可能还不具备相应的情绪管理技巧来稳定自己的情绪，也没有掌握关系技巧来依赖治疗关系。准备阶段的任务就在于加强你所有的资源，无论是内在的还是外部的，并与治疗师建立信任的治疗关系。在这个阶段，你也会加强你的自我觉察能力和情绪管理能力，并提高你的沟通技能和人际关系技能。你也要确保自己有一个安全的生活居所，远离暴力，并拥有一份有意义的工作，无论是带薪的还是无偿的。医治创伤的工作会把人带到一个非常艰难的境地，所以无论是你个人还是你的治疗关系，都必须足够强大，才能够应对你将面临的挑战。这个阶段就好比为一次安全的高海拔攀登做准备。攀登者必须拥有健康且强壮的身体，对攀登活动有足够多的了解和认识，知道如何正确使用装备，能够适应相应的海拔环境，并加入一个运作良好、装备精良的团队，这样才能安全地处理意外和风险。如果你跳过这个准备阶段直接进行高海拔的攀登活动，那你几乎无法避免失败或受伤。同理，医治创伤的过程也不可能跳过准备阶段。

在准备阶段，你需要在最基本、最重要的层面上关注你的健康。你要注意你的睡眠，确保你得到了足够的休息，你也要注意你的饮食，确保你吃到了有营养的食物。换句话说，你将通过保证你的身体得到了足够的营养和照顾来开始你的医治之旅。

准备阶段不仅仅是你将要开始的整个医治之旅的基础，而且当你完成一些小的周期并再次开始的时候，它也是每一个新的工作片段的起点。准备阶段是一个全面检查的机会，可以确保在你迈向困难的领地之前，所有的系统和支持都是足够可靠的。在你继续前行之前，如果有必要的话，你也还有机会调试或修复你的"装备"。在某个新一轮的环境中，如果攀爬异常困难，它也是一个能够供你折回来休息的"大本营"。

治疗的中间过程包括三个不同的阶段：解离、识别和整合。简单地说，解离指的是一种稳步、可控的拆除或分解。在这个过程中，你会慢慢拆除那些使你生存下来的保护措施和行为，并分解在经历创伤的过程中形成的对这个世界的信念，进而最终呈现你对创伤故事的感受、想象、体验以及你的创伤故事的片段。

在解离的过程中，你要努力拆除那些你习惯使用的保护措施，以及你用以理解自己和这个世界的旧故事。这些防御、信念和行为会使你无法过上你向往的生活，它们会成为你谈论创伤的障碍。我知道"解离"一词听起来很奇怪，但我喜欢这个词的条理性。它不同于"瓦解"，瓦解意味着以一种不可控的方式完全崩塌，而且所有部分将不再可用；相反，解离则更类似于慢慢地把拼图拆开，并关注每一个碎片。我在上文使用过一个比喻：当飓风来临时，你可以用胶合板盖住窗户来暂时保护你的房子，而与重复性创伤对应的象征性解决方案是用砖头和水泥砌起一堵直到屋顶线的高墙。现在，我们并不是要使用霹雳球或大锤去砸倒那堵墙；相反，我们要做的是一块一块地拆除那堵墙。如果其中有某块砖在支撑着房子的重量，那我们就建造或修复支撑的横梁或结构，以便房子在修缮的过程中不会倒塌。

但解离的过程是非常令人不舒服的。因为一旦你感到足够安全，可以开始呈现创伤故事的每个部分时，这个阶段就开始了，然后你的"安全感"迅速就转换成了"危机感"。然而，你所感受到的危机——即那个你回头来医治的创伤体验——已经是"过去式"了。了解这个动态的过程并不一定会让你感到更容易，但确实会让你对它和对你自己都更有耐心。

现在，让我们来看一看解离阶段在现实中是如何演绎的。

詹妮弗成长于一个充斥着家庭暴力和儿童虐待的环境中。她靠着过度操劳和自我奋斗成功地生存了下来。当她还是个孩子的时候，这种"自力更生"看起来是一种特别成熟的表现，但在成年以后，这却妨碍了她在家庭中的人际关系，也妨碍了她在工作中与其他团队成员进行合作的能力。在治疗期间，詹妮弗也发现，无论何时，只要她想告诉她的治疗师更多有关她所经历和看到的虐待，只要她试图谈及这个话题，她就会变得麻木——无法再感受到当她开始谈话时的感受，也无法再与治疗师建立联结，就好像那个人并没有真正在那里帮助她一样。

当你感觉到足够安全，能够去依赖一个有帮助的治疗关系的时候；当你习惯于接纳一个更平静的自我，以便慢慢拆除防御警报，使故事能够在语言、情感和体验中自动呈现出来的时候，解离阶段就开始了。然后你就能够看到你所经历过的创伤，或那些帮助你从创伤中生存下来的保护措施——通常情况下，你可以同时看到这两个方面。以詹妮弗为例，当她试图讨论虐待的时候，她在治疗中体验到的感受与她小时候经历虐待时的感受是一模一样的——变得麻木，也觉得得不到任何及时的帮助。

识别阶段指的是用语言描述你的经历和故事的各个方面。创伤性的记忆和体验都是碎片化的，因为创伤会影响我们讲述故事的方式。创伤性故事不仅仅是一个故事，它包括了有关"具体发生了什么事"的故事、"在它发生之前你是谁"的故事、"为了保护你自己免受所发生的事情的伤害"的故事，以及"创伤如何融入了你的生活"的故事；而且在某些时候，它还包括有关"你对于自己的未来有什么期望"的故事。它并不仅仅是"揭露事件的真相"那么简单，事实当然也很重要，但它们构不成一个完整的创伤故事。很多年前，我曾帮助过一位十几岁的女孩，她能详细讲述自己童年受虐待的历史，但她几乎是用一种类似于机器人的语气来讲述这些故事的。她讲述了大量的事实依据，但那并不是她的故事。她的故事里缺失了她的感受、这些经验对她认识这个世界和关系的信念所造成的影响，以及它们是如何与现在的自己联结在一起的。在识别阶段，你可以尝试用不同的方式来讲述自己的故事，或形容自己的感受；你正试着进入某个地方，在那里，你将把感受、想象、经验以及你从那些经历中获得的意义全盘托出，集中到一起。而当所有这些部分聚集到一起的时候，你就进入了整合阶段。在这个阶段，你可以把你故事中的所有片段都整合到一起——为你经历过的失去而哀悼，并开始去经历那些你曾经可能错失的东西，同时敞开心扉，接纳一个不同的未来——一个能够包容你的过去而不是受制于它的未来。

识别阶段——分类、确认、试验——涉及将解离阶段得到的每一个碎片转化成语言。这个过程可以帮助你分类整理信息，了解哪些是必要的、可能曾经帮助过你，并且现在仍然有用，或者什么可能会阻碍你，以及什么是你想要保留或扔掉的。当你拆下每一块砖时，你会发现它的特性、类型，然后给它命名，并思考它从哪里来，可以把它放到哪里。当你讲述你的故事时，你也会梳理和区分哪些是重要的，哪些对你有用，哪些对你没用，以及哪些不再有用，等等。

在识别阶段，事物——感受、体验、想法——开始有了名字。当你用语言来形容你的感受和体验的时候，你可以更容易地识别出过去到底发生了什么，以及你期待事情在现在和将来如何发展。创伤的一个本质就是它可以"消灭"语言——很多经历都让人感觉难以言说。在识别阶段，很大一部分的医治工作就在于尝试用词语、句子，甚至是比喻——总之，任何能够帮助你的工具——来帮助你表达你的感受、你过去经历过的事情，以及你现在正在经历的事情。对于詹妮弗来说，识别包括分类整理她的受虐故事中的用词和感受，并把它们与她和治疗师在现实情境中正在经历的事情和感受区分开来；识别意味着了解她在谈话和信任方面感受到的困难。当她说"这个很难用语言来形容"时，她其实是在试验这种过往经历的不同方面。数月以来，她一直在尝试不同的交流和对话，"难以形容"

的原因是因为我很难相信别人会倾听吗？还是因为我根本不知道自己的真正感受是什么？抑或是因为我找不到合适的语言？甚至是因为我从未有过机会去跟任何人诉说我的难处，所以才很难开口？在解离阶段出现的感受——"难以形容"，在识别阶段会得到详细的说明，识别阶段就是让你缓慢地将你的体验和感受与语言匹配起来。

在整合阶段，我们将所有的碎片编织到一起。当创伤的所有方面都聚集起来时，你就能够对自己的经历创建一个连贯且完整的故事。你可以把整合阶段想象成重复性创伤的所有三个方面——过去发生了什么，你为了生存做了什么，以及什么事情（该发生而）没有发生——汇集到一起的地方。它也是创伤性记忆所有的碎片部分——那些故事、感受和体验——汇集成一体的地方。例如，詹妮弗可以慢慢地把曾经发生的事情（她能够记得的身体虐待）和她的保护措施（变得麻木，不再产生任何感受，她感觉"得不到任何帮助"）带到一个地方，然后开始诉说她受虐待的故事，包括伴随这个故事产生的所有感受。通过讲述这些故事并在对话中获得帮助——有一个人能够耐心地倾听她一点一点地整理自己的故事，詹妮弗开始体验到那些不曾发生的事情：她感觉很有压力，但同时也体验到了帮助和关怀。整合阶段可以分为两个不同的部分：哀伤——直面实际发生的事情的影响以及与之相关的悲伤和愤怒；新的起点——开始理解那些你曾错过的学习和成长经历。认识到整合阶段的这两个部分是非常重要的，因为它们涉及那些需要修复的不同方面。新的开始和起点意味着你需要学习并练习新的技能，实践更健康的保护机制。它们同时也提供了一个窗口，使你可以看到未曾发生的事情——通常，看到那些你曾经错过的种种会是一个非常痛苦的时刻。我们必须找到一些我们需要哀伤的东西——不仅仅通过我们过去的创伤，还通过新的经验。有时，只有当我们在现今的生活中感受到它的时候，我们才能够意识到我们缺失了什么。整合阶段放缓了这一过程，为我们重复吸收、消化和处理我们的经历创造了足够多的机会。在整合阶段，通过哀伤，你的过去可以真正成为往事，而通过新的起点，有关未来的可能性也开始慢慢出现。

最后一个阶段是巩固阶段——固化和稳定化。巩固能够加强你所实现的康复，进而使其成为你个人历史的一部分。在治疗的早期阶段，巩固通常发生在治疗中断的时候——可能你的治疗师去度假了，也可能你们之间达成了某种协议，要把治疗更多地集中在当下，例如当前的医治问题。对于詹妮弗来说，她正在研究自己的身体虐待创伤史，而巩固的时机就发生在她的治疗师出门度假时。詹妮弗希望在那段时间内也得到帮助，于是她们一起讨论了有助于詹妮弗巩固她在治疗中所做的努力和进步的不同方法。同时，这段时间也给了她一个机会，使她可以在治疗师不在的时候从繁重的医治工作中休息一下。詹妮弗决定，既然她一直在努力练习如何主动寻求帮助，那为何不邀请一些朋友和家人来帮助她完成一项小工程呢？詹妮弗邀请他们帮自己在家里清理出来一片空间，以便她可以打造一个家庭办公室；这样她就可以巩固一下新学到的技能，也可以放缓自己的生活节奏，同时享受清理和粉刷新空间的家务活动。

　　这本书的体例结构是我专门设置的，重复性创伤医治周期的每个阶段在本书中都是一个独立的部分，这样你就可以充分地学习，并发展一些技巧和策略，从而在各个阶段自由施展。在所有这些阶段中，你也可能会循环往复。当你回到先前的某个阶段时，你可能会有一些熟悉的感觉，比如，你可能会说："噢，我又回到了准备阶段，有什么是我需要关注或加强的吗？"在熟悉的同时，你也能体验到面对新挑战和新任务的感觉。

　　通过这个周期来工作，最大的好处之一就在于，它为你和你的治疗师提供了一种关于治疗的共同语言。你可以更容易地说出你现在处在医治过程的什么位置，并尊重你们每个阶段的医治工作；同时，它也能帮助你明白在任何一个特定的节点，你的工作重心是什么。

Chapter 6
创伤治疗的注意事项

在美国，针对创伤的治疗中存在一个非常讽刺的现象。大部分创伤治疗都集中在人际关系类的创伤，比如，儿童虐待和家庭暴力，而绝大部分的创伤研究却集中在那些从战争中退役的军人所经历的创伤。这类创伤通常从本质上来说不属于普遍的人际关系创伤，而是群体对群体的创伤。而且，美国的退役军人同时还面临着双重文化的问题，这进一步影响了他们处理创伤的过程。军队的文化是"集体至上"的，这就意味着忠于集体和国家是首要的，个体并没有特殊的权利和自由。然而，当他们退役以后，他们通常会重回个体生活，治疗也是以个体形式进行的。

仅仅从这些方面来看待创伤治疗，很容易产生的问题是，那些非常重要的干预措施会被忽视，或得不到足够的资金支持，而其他干预措施虽得到大量支持却无法取得成果——不是因为缺乏良好的意愿，而是因为缺乏对破碎之处的了解。

创伤治疗的一个至关重要的因素在于创伤"粉碎的是什么"这一基本前提，这意味着在不同的背景下，创伤治疗的内容和方式也是不同的。对于每一个经历过重复性创伤的人来说，他们被粉碎的东西都是不同的。比如，小时候被虐待的孩子不得不采用一些非常不成熟的防御方式，因为他对于关系和世界安全性的信念被粉碎了，从而导致他无法采取一些更加灵活的防御方式。

如果一名士兵在战场上重复地经历创伤，那么他的同一性、价值观或世界观就会被粉碎。与前一个例子中的儿童相比，这个士兵在经历创伤时的大脑、同一性和应对措施发展得更加成熟，因此在面对创伤的时候，他失去的东西就与那个孩子失去的东西完全不同；但这个士兵并不是独自经历这些创伤的，他属于某个团队和集体，因此对他来说，要进行的医治工作就是重获完整的自我认知，包括过去在战争中他是谁，现在他是谁，以及将来他想成为谁。整合这三者的工作可能需要在一种集体形式下完成。

在那个曾让我们受伤的情景中，我们能够得到最好的医治。这也是为什么医治创伤不能"一刀切"的另一个原因。对有些人来说，在群体中进行医治更加有效，而另一些人则在个体治疗中康复得更好。一种治疗方法在客观上并不比另一种更好，我们考虑的只是它能否治愈这个人。

在不同的文化背景中，有关自我的概念也是不同的。在西方社会中，自我的概念指的是某种代理——自我是责任和行动的主要单元。而在其他文化中，自我并不是最主要的单元，代理的最主要单元可能是家庭，也可能是村庄或一个更大的集体。为了让我们能够更好地认识创伤，个体需要明白自己的主要单元是否被粉碎，以及它是如何被粉碎的。比如，一个在非洲国家经历了战争的人目睹了他的村庄被叛军摧毁。一些作家批评了西方社会中的创伤治疗理念，声称非洲村落的人民不通过治疗就可以自己康复。但这些康复都指向当地的非政府组织，这些组织往往会参与他们国家和村落的治疗行动：重建基础设施，提供安全和食物，并提供与外界的联系。在那里，村民们的心理以及他们的身份并不是与他们的个体自我相联结的，而是与他们在群体中的集体自我相联结的。当这个群体得到关怀和医治的时候，村民们同时也被治愈了。我们需要认识到创伤治疗是有效的，但我们也需要意识到是什么被粉碎了，以及是在什么样的背景下，在哪种发展水平上被粉碎的，同时在正确的系统层面（包括个体、家庭、群体、社区和国家层面）上使用这些信息。

Chapter 7
受伤的心灵应如何寻求帮助

巍峨的高山，从来都不是被某一个人征服的，而是被一群愿意不遗余力地付出才干和灵魂的人征服的。

亚历克斯·洛伊（Alex Lowe）

摘自《南极洲边缘：毛德皇后区》（*On the Edge of Antarctica: Queen Maud Land*）

从创伤中恢复的最大障碍之一是这样的想法："我不需要帮助，我可以一个人做到。"这句话最普遍的潜台词就是："我不需要治疗师，也不需要什么团体，我有朋友（或爱人、孩子）。"

看起来，他们确实是可以帮助我们的，不是吗？他们爱我们，和他们在一起我们也觉得很好、很安全。事实上，有些时候，我们甚至感觉他们应该是那个医治我们的人。他们能够倾听我们的问题，也经常这么做，在我们回忆我们的故事时，他们通常都会不带评判地聆听。他们也经常给我们很多建议，还会告诉我们，他们爱我们，也会和我们紧紧相拥，并在说晚安之前与我们亲吻，这些难道还不够吗？

在处理创伤问题之前，让我们先来考虑一下，我们生活中那些健康的人际关系之间有哪些不同，比如，母亲和阿姨之间的区别。对于孩子来说，母亲有着特殊的作用——帮助自己在充满爱、支持、必要的限制和保护的环境下度过成长的许多周期。这通常意味着母亲并不总是受欢迎的，比如在该睡觉的时候。母亲的行为并不基于某个行为是否会受喜欢或欢迎，而是基于孩子最佳成长的需要，所以她的受欢迎程度必然会大打折扣——在孩子上床睡觉的时间，母亲总是要忍受孩子"刻薄的妈妈"的指责。

阿姨的任务显然要简单得多，当母亲必须说"不"的时候（一定要吃完蔬菜，否则没有甜点），她可以经常说"可以"（晚餐吃冰激凌）。当然，这并不是说阿姨每天晚上都会给孩子吃冰激凌，而只是说她知道自己不需要为所有的限制设定负责，也不需要为孩子的成长轨迹负责，因此，她可以表现得更"有趣"。

治疗师（或团体、教练、咨询师）更像我们的父母，因为他们的首要任务是帮助我们治愈创伤和成长——而不是被我们喜欢，也不是要永远成为我们生命中的一部分。在最理想的情况下，治疗其实是一个发展的过程。治疗的工作旨在帮助我们摆脱那些我们不再需要或对我们不再有用的行为或防御机制，并帮助我们学习新的技能，协调我们做出发展性或治愈性的改变。

我们希望我们的朋友和配偶站在我们这边。当我们感觉很糟糕的时候，我们希望他们能帮助我们感觉好一点，而不是督促我们去改变。我们希望他们说好听的话，而不是"我都是为你好"之类的话。或者更糟糕的是，我们希望他们沉默，什么都不说，任由我们安静地待在自己的世界里沉思。当我们抱怨我们的生活如何时，我们期望我们所爱的人会同情我们，并从我们的角度来看待这个世界；当我们抱怨老板时，我们认为他们也应该责怪老板，而不是询问我们是不是做错了什么而导致了这个问题。

有趣的是，当一对夫妻出现某种问题的时候，人们会很自然地认为他们需要一位婚姻家庭治疗师。朋友们知道，他们不能在对夫妻双方都说他们需要的话的同时，又对他们保持忠诚，或者不被视为偏袒某一方。他们知道双方都有自己的道理，也知道自己无法帮上忙。因此，绝大多数情况下，你都会听到他们说："我不打算参与你们的事情。"

个体的自我包括两个部分，其中一部分希望改变、成长或治愈，而另一部分则想"原地踏步"，这部分自我害怕改变或是无法做出改变。此时治疗关系就像这两个部分的婚姻家庭治疗师，而这个治疗师的作用是同时完全接纳这两个部分，即不偏袒任何一方，而是通过创造一个双方都能得到成长、进而整合到一起的环境来支持它们。

　　创伤的医治可能是治疗形式中最复杂的了。正如我之前提到的，绝大部分创伤实际上是由三个相互关联的部分组合而成的：重复的创伤经历、为了从创伤中生存下来而建立的防御结构，以及在创伤发生期间所缺失的健康成长和发展机会。尽管你的朋友和爱人可能会倾听你并帮助你克服创伤，但通常情况下，与他们谈论这些事情似乎都是不可能的。这样的经历通常都是难以言说的，而且通常我们也不希望任何人看到我们最绝望、最无助的样子，这简直太羞耻了。即使你可以和你爱的人分享这些内容，并告诉他们你有多么受伤，在某些根本的问题上，他们也无法听懂你的感受或不能完全感受到你所感受到的那种破碎。这并不是因为他们没有认真去听，或者他们不好、不爱你，而是因为他们没有办法真正理解你，他们与你的经历有太多差异，或者理解你对他们来说太痛苦了。他们需要你，也需要与你的关系，你对他们来说是至关重要的，但在某种程度上，他们也知道自己无法解决你的问题——他们不知道如何将这些信息片段与你的其他部分融合起来。

　　那么，你如何才能得到帮助呢？什么样的帮助对你来说最好呢？这些都是非常重要的问题，也有无数的答案，没有完美的向导和治疗师。当朋友和家人向我询问他们应该寻找什么帮助时，我通常会给出一个非常简单明了的答案——你想从好的治疗师或向导、咨询师那里得到的东西，就是你想从好的父母那里得到的东西。你想要的是一个始终如一、有耐心、充满希望的人，这个人能够懂得这段旅程关乎你和你的成长，而不是他们的需要或成功；你想要的是一个非常了解创伤或愿意去了解创伤的人；你想要的是一个能自嘲、能容忍自己的情绪、能指导和支持你的人；你想要的是一个允许你们双方犯错误，并且当错误出现的时候，你们能够对其进行交流和探讨的人；你想要的是一个你能尊重的人……总之，这个人具备的基本前提是：无论发生什么，你们都可以讨论。此外，你还希望这个人和你是完美匹配的：在他那里，你能感受到安全，能感觉到被理解、被挑战、被听见。

　　大部分情况下，寻找一个合适的人或团体的过程都是一个尝试－错误的过程。

你不得不"试穿衣服才知道它是否适合你"，同样，要想真正认识和了解一个人，唯一的方式就是和他当面沟通，但有时候你并没有太多的选择。根据你的医疗保险范围，以及你可以从哪里获得帮助，有时你的选择的确很有限。然而，有限的选择并不意味着就没有效果，我所认识的治疗师，在他们职业生涯的某个阶段，几乎都曾经是人们寻求帮助的唯一选择。这种情况与你的医疗保险服务的其他方面并没有太大不同，如果你去急诊室，一样没有很多医生供你选择。

所有的治疗师都接受过培训，他们能够与各种各样的临床来访者和问题打交道，而你能够做的最重要的事情就是尽你所能就你想要什么和需要什么进行对话。你需要看一看，那个你寻找的人或团体与你的医治之旅是否有着良好的匹配度——你能够和这个人一起工作吗？如果你有一些不同的观点，或对他的能力有所怀疑，你能就此询问他们吗？

这里有一些值得你考虑的问题，你也可以把它们记录下来。

- 你希望从治疗中获得什么？
- 现在最困扰你的症状有哪些？
- 对你来说，去见治疗师或参加一个团体最困难的事情是什么？
- 什么能够帮助你表达？
- 什么会干扰你的表达？
- 什么妨碍了你照顾你自己？

这里还有一些问题是你可以向你潜在的治疗师、向导或咨询师询问的。

- 你在这个领域工作多久了？
- 这份工作最让你享受的是什么？
- 你和来访者一起工作的时候，治疗过程通常都是如何开展的？
- 如果我们之间产生了分歧，该怎么办？
- 你对来访者的期待是什么？
- 你是否曾与有创伤史的来访者一起工作过？

这些问题仅仅是一个开始，你有充分的自由去向一个帮助者询问任何可以帮助你更轻松地与他们一起工作的问题。有一些人在第一次尝试的时候就找到了合适的帮助者，还有些人是尝试两次之后找到的，而我则在第六次尝试的时候才找到这个人。请你务必要记住，是你和你的治疗师或团体两者之间的结合形成了治疗关系——你们分别抓着这根绳子的两端。与传闻相反的是，你的治疗师并不能读懂你的心思。治疗关系依赖于你们双方，所以你需要信任你自己和你的经验，你需要表达你想要什么、你需要什么，这样这种关系才能够支持你们的工作。

Chapter 8
如何使用这本书

抹上皂液，搓揉产生泡沫，反复冲洗。

——每一瓶洗发水上都有的使用说明

每位读者都可以用不同的方式来使用这本书，这取决于你从哪里开启你的旅程、你的创伤经历是什么，以及你需要多少支持。有些人已经踏上这趟旅程一段时间了，现在你们将使用这本指南来认识它，并以不同的方式使用它；还有些人仍然在考虑要不要开始、如何开始，或者从哪里开始；也许你们中的一些人是为那些遭受重复性创伤的人提供支持的团队的一员，想要用这个指南来更好地理解他们，或者更好地理解你自己或与他们的关系。治疗创伤的方法有很多种，有的着眼于身体，有的着眼于交谈对话；有的是以团体为基础的，还有的是以个体为基础的。此外，有关创伤治疗的书籍也不在少数。所有你所做的治疗工作都可以归纳到一个框架中——这个框架会为你正在做的医治工作提供支持，但不会取代或否定它。我会通过鼓励你使用任何类型的支持、信息和练习来帮助你始终积极参与治疗，踏上通往完整自我和健康生活的道路。

由于这种医治创伤的模式是分阶段设置的，因此人们会自然而然地产生一种好奇心，想知道每个阶段会花费我们多少时间。例如，你可能想知道准备阶段会持续多久，但事实上，并没有一个特定的时长——如果你的资源非常丰富且可靠，那你可能只需要数周的时间，而对于另一些人来说，则可能会花上数月甚至数年。这种模式旨在讨论为了重获健康和完整性，而不是为了追求效率或速度，我们需要付出什么样的代价。在你疗伤的过程中，你同时还要继续你的日常生活，所以我会提醒你，以一种允许你过健康生活并能够逐渐恢复的节奏来开启这项工作。一旦你准备得当，其他各个阶段都会自然而然地向前推进，有时你会很快完成一个阶段，而有时则会花费大量时间，这取决于你要"攻克"的是什么。没有什么"客观正确"的方法，只有能够支持你从创伤中恢复的方法。对于哪些东西对治疗有效，哪些东西无效，你和你的治疗师或团体应该保持积极的交流和讨论。

有些人可能想先通读整本书，对整个旅程有一些初步的了解；而有些人可能会循序渐进地精读，直到读到某个地方，因自身处境和想法，对书中讨论的内容产生了共鸣，然后决定在那个部分停留。你也可以先读完这本书，然后把它收起来，等到你的医治工作发生转变时，或者当你发现自己陷入困境或需要支持时，再把它拾起来。旅程指南的宗旨就在于，无论你发现自己处在旅程中的哪个位置，它都可以支持你，或者如果你想准备得充分一点，那你可以提前阅读。

我鼓励你把你从这本书中读到的所有有用的东西都带进你的治疗关系和治疗工作中，或者把这本书与你的亲人分享，他们正在努力理解你在医治过程中经历的一切。对于你所处的位置以及你正在经历的事情，用语言，将让表达出来，或拥有一些精神支柱是有巨大帮助的。能够坦诚地说出这些话，将让你不再感到那么孤单，而且会感受到更多的支持和鼓舞，同时也能够让那些竭尽全力支持你的人更好地帮助你。

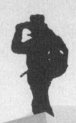

第二部分

准备阶段

　　我们的身体需要时间来适应极端海拔的稀薄空气，这是一个需要花费几周时间适应的过程。我们会遵守那些不成文的规则，时不时休整一段时间，慢慢地向高处攀爬；我们会提前了解那条路线，并系好绳索来帮助我们向上攀登。更重要的是，当遇到恶劣天气时，我们所做的这些工作可以为我们提供快速逃生的机会。在每次尝试之后，我们都会回到大本营去复原。而当下一个好天气来临的时候，我们就会回到山上，准备再次高攀。

吉姆·哈贝尔（Jim Haberl）

摘自《冒险》（*Risking Adventure*）

Chapter 9
准备：收拾好行囊再出发

与在任何情境中做向导一样，当我们在喜马拉雅山上做向导的时候，我们每天都会重新评估我们的客户。虽然他们已经来到了这里并且支付了费用，但这并不意味着他们就有机会到达顶峰。他们必须从一个营地到达另一个营地，并不断向我们证明他们有足够的能力进入下一个更高的营地。这个过程处处充满了考验和评估，而不断的评估是唯一能够保证安全的方式。

埃德·维耶斯图尔斯（Ed Viesturs）

在我上高中的时候，我的父亲拿到了飞行执照。每次起飞之前，在机场的停机坪上面，他都会拿出飞行手册，阅读一系列既定的步骤。他会按顺序检查飞机——先检查那些连接整个飞机的所有铆钉，然后是燃油箱、轮胎、机翼和机舱门的门闩。然后他才会走上飞机，继续进行其他飞行准备活动。他会检查仪表盘，并测试对讲系统——总之，只有当所有的事情都准备就绪时，他才会驾驶飞机起飞。根据检查清单列出的项目，如果他发现飞机的某个地方有问题，那他就会及时把飞机送到修理厂进行修理。当然，有时这可能意味着航班会延误，然而，安全却是重中之重。对于飞机起飞前的准备工作来说，这是事实，对于创伤治疗的准备工作而言，这也是事实。准备阶段是创伤治疗的第一个阶段，也是医治过程中每一个新的工作篇章的起点。无论你什么时候开始或重新开始，你都需要从准备阶段出发。

就我父亲所做的飞行前检查而言，我不得不说，一开始，这种检查并没有让我感到更安全——相反，还让我感到有些过度警觉和紧张。"你真的检查了每一个铆钉吗？""它们有没有可能会断裂？"与大多数人一样，认真仔细地检查某样东西反而会让我觉得不安，因为深入地观察事物会让你了解事物的本质。

飞行员所做的准备工作也是其了解飞机的机会，因为飞行员通常会更换飞机。准备工作也为其提供了一个"换挡"的机会，使飞行员的思维进入"飞行员模式"，远离日常生活的琐事。阅读准备工作清单对于飞行员来说是一个热身的过程。准备工作其实包括身体准备和心理准备两个方面。

其实，准备工作在你每天的日常生活中都在发生，除非你故意忽略它。它其实就发生在你每天早上开车出门前的一两分钟里，当你检查有没有足够的汽油去上班，有没有带上钱包和公文包时；它也发生在你的工作会议中额外的 10 分钟里，当你检查所有团队成员的工作状态是否良好，以及他们是否对自己手头的任务信心满满时；它也发生在当你反复向为你做手术的医生们核实，他们是否具备了必要的器械，以及是否清楚地了解你的健康状况时。与医治过程一样，在飞行当中，拥有一个结构化的准备工作流程将大大提高安全系数。

通常情况下，你会完全忽略准备阶段，或者根本就不去关注它。之所以经常发生这种事情，主要出于以下两个原因。

第一个原因是，你通常在遇到危机时才会进入医治或成长的过程中——当你危机四伏，失去了工作、婚姻或健康时；当你在情感和身体上都陷入了严重的枯竭，四面楚歌时，你希望立刻得到帮助和答案。危机的状态通常会迫使你在没有任何准备的情况下，直接进入医治过程的第二个阶段——解离阶段。通常情况下，这都意味着准备阶段被跳过或草草敷衍了。你想当然地认为既然已经处在深水中了，那就不妨去游游泳。这个想法很有蛊惑性，而且从表面上看似乎也合乎逻辑，但它却是错误的。准备阶段能够为你剩下的工作打下坚实的基础。如果你草草了事或者直接跳过准备阶段，那么当前进变得步履维艰时，你就没有一块坚实的"营地"来喘息或依靠。

如果你是在面临危机时开始的创伤医治工作，那你很可能会对自己的治疗师或向导感到失望。因为他们会要求你放缓节奏，谈谈你的健康、生活或家庭，或要求你保持头脑清醒。这可能会让你觉得不可理喻，甚至有点崩溃——为什么不去直面危机，相反还要远离这些"最重要"的问题？但这绝对是必要的。你必须先让自己朝着海岸游回来，从高山上爬下来，从火车上返回来——无论你的比喻是什么，然后投入准备阶段的工作。

准备阶段经常被忽略的第二个原因是，它会让你感觉医治过程进展得很缓慢，而且会花费很长时间。这些特点也让这个阶段看起来不像真正的治疗工作。准备阶段的对话并不像你想象的那样，是话剧或电影的花絮。这些对话和交流更基础，尽管它们看起来无比艰难。你可能觉得应该谈论创伤，而不是谈论如何诉说这些感受。这与你对创伤治疗的预期和理解并不相符。而且，你的伴侣或配偶也经常会对这个阶段的工作指手画脚。你一定要记得，这是因为他们太希望你能够获得帮助，他们已经等待了太久，因此希望你能做些实际的工作，而不是拐弯抹角、"不务正业"。他们期待你的问题能够尽快解决，因此无法接受你竟然对主要的问题闭口不谈。

准备阶段的任务就是评估并加强你所有的资源，包括内部的和外部的。内部资源是指那些你自身具备的资源：你的认知和理解能力、你识别和管理情绪的能力、你应对压力并保持希望的能力、你的思维方式、你的自我效能感、你的身体健康水平和能力、你投入并维持人际关系的能力，以及你的精神资源。外部资源指的是那些存在于你周围的资源：你的工作、经济状况、家庭生活、人际关系、娱乐生活，以及你所在社区和更大的系统中的资源。

在评估自己是否完成了准备阶段的任务时，你最好问自己这样一个问题：我都需要准备什么来安全有效地处理我的创伤史？你需要摆脱任何危险的成瘾行为，比如，酗酒、吸毒、暴饮暴食、赌博和性成瘾。你必须关注你的身体健康和安全，你需要参与积极健康、有意义的活动或工作，无论是有偿的还是无偿的。你需要建立一些支持性的关系，你也需要掌握一些管理压力的方法，从而使压力可以更好地帮助你进步，而不是伤害你或他人。在这些东西都准备就绪以后，你就可以进入更艰难的对话中，直面自己的创伤史，准备起航了。

在准备阶段，你不仅仅要加强你自己，还需要加强你和治疗师、向导或团体的关系。在进行准备阶段的工作时，你可以更好地认识你自己，也可以借机熟悉你的治疗师——他们也需要不断地了解你。他们需要了解如何帮助你开启一些困难的对话，以及如何使你的压力水平保持在可控的范围内。你们可以一起制定一些策略和语言来相互协作、通过挑战、战胜压力、度过危机，并穿越学习的不同阶段。

Chapter 10
大本营时间

尽管大本营里有许多文明的产物或标志，但没有人会忘记我们所处的位置是在海拔三英里之上。走到乱糟糟的帐篷里去吃饭就足以使我喘上好几分钟，而且如果我起身太快的话，就会头晕目眩。

乔恩·克拉考尔（Jon Krakauer）
摘自《走进空气稀薄地带》（*Into Thin Air*）

很多年前，一位大学生来我的诊所寻求帮助，因为她在约会时被强奸了。她不再去上课，也不吃饭、不洗澡，完全和她的朋友们隔离起来。她其实是被她的母亲带来接受咨询的，他们都认为她应该来谈谈那些发生在她身上的事情。他们是对的，她最终的确需要去谈论有关约会强奸的事情，但他们的错误在于强迫她现在就说出来。她还没有准备好去谈论那次经历，她需要慢慢前进，先做好那些能够让她进入"大本营"的工作。她需要先照顾好自己的身体；她需要能够按时进食、洗澡、睡觉；她需要重新和人们建立联系；她还需要把她的焦虑控制在适当的范围内，使她可以去上课。在正式开始医治创伤的工作之前，她需要重新和那个更坚强的自我建立联系。我引导她通过每天制定一个日程表来管理自己每天的生活和焦虑水平。她会随身携带一个笔记本，然后每隔30分钟补充一下自己当天要做的事情，这样她（一开始是她的妈妈）就可以记下自己在每个时间段要做的事情。这能够帮助她知道自己要做什么，而不是在心烦意乱的时候还被迫去做决定。她和她的妈妈一起与校方的管理人员见了面，为了让她能够重回课堂，他们一起制订了计划，让她在第一周每天只上半天课，然后逐渐增加出勤时间。她也从她的指导老师那里获得了一些帮助，这位指导老师将与她的教学老师一起辅导她落下来的功课。她还和指导老师以及学校的心理咨询师一起制订了一个计划，就是当她感到压力太大、需要休息时，她可以去医务室。她和她的妈妈还选择了她的两位朋友来家中帮助她做作业。有了朋友们的陪伴，她可以专注于学业，不再因必须谈论约会强奸或约会强奸的创伤而感到备受摧残。四周以后，她开始全天上学，也恢复了绝大部分的日常活动。这些准备工作让她有了一个相对比较可靠的地方来谈论发生在自己身上的事情。

每一次远征，探险者都不得不穿越一些危险的地带。这就要求他们具备强健的体魄、坚强的意志、专业的装备和技能。然而，对于整个旅程来说，最重要的部分还是准备工作——一个你从未在冒险电影中看到过的部分。沙克尔顿为他闻名世界的南极之旅准备了将近五年。为了准备远征西部进行探险，路易斯和克拉克花了数月时间——不仅仅筹备他们需要的物质和资源，还进行了很多方面的自我训练。

请记住，这些老探险家的探险目的地，从很多方面看都是未知的，那些地方甚至在地图中尚未完全被标记出来。医治重复性创伤的经历与这些老探险家的探险有些类似。重复性创伤是一个世界而不是某个单一的事件，是那个幸存下来的生命的结构，也是它自己的"国家"——有自己的疆界、规则、语言和仪式。

或许在现代社会中，关于这种类型的旅程更贴切的比喻是高海拔攀登，比如攀登珠穆朗玛峰或乔戈里峰，这样的探险活动需要你做好且必须做好充足的准备。事实上，像攀登珠穆朗玛峰这样的活动需要做的准备工作可不止一次。对于登山探险者来说，第一阶段的准备工作在他们还在家里时就开始了，甚至在他们确定想要攀登的山峰之前就开始了。如果你想要攀登珠穆朗玛峰，那你首先要让自己拥有强壮的身体，而这种身体素质至少需要一年的时间来准备。你也需要了解或学习登山技巧、熟悉并购买专业的装备、制订旅行日程和计划，同时想办法把你的装备运送到那里。你也需要通过练习来训练你自己——先在离自己较近的地方进行一次高海拔攀登活动，或者参与其他需要类似准备和技巧的冒险活动，比如，攀登乞力马扎罗山——非洲最高峰。因为攀登珠穆朗玛峰是一个持续 6~8 个月的旅程，你还需要为你的离开去安排协调你的工作和人际关系。总之，在你正式离家之前，攀登珠穆朗玛峰的准备工作至少需要花费一年到一年半的时间。

在到达尼泊尔（攀登珠穆朗玛峰通常从尼泊尔出发）之后，你还有另一个阶段的准备工作要做。当你抵达加德满都（尼泊尔首都）后，你需要带上你所有的供应和装备，与你的向导见面，然后从这里前往大本营。如果你打算从南线穿过尼泊尔，那你很可能会从加德满都飞到卢卡拉，然后沿着达德科西河徒步两天到达木齐巴扎村（海拔 11 290 英尺①）。你将在木齐巴扎村休息并适应两天，然后再步行两天到丁布车（海拔 13 980 英尺），在那里你将休息一天，然后再徒步两天到昆布冰瀑脚下的珠穆朗玛峰大本营（18 192 英尺）。那时你离开家已经一个多星期了，然而才刚刚抵达大本营。

大本营是准备工作的关键。是的，大本营是一个实际的位置或地方，那里有一套你可以依赖的结构和资源。此外，大本营还包含你在那里度过的时间以及你参与的所有准备活动。大本营创造了一个类似于家的根据地，你可以从那里开始你的攀登，也可以时不时回到那里去进行必要的休整。在攀登珠穆朗玛峰的过程中，你会花很多时间在大本营。在这期间，你会调试安装你的装备和工具，练习一些技巧，熟悉你的团队，并让你的身体适应那个海拔高度。此外，还有一些日常的工作要做，分别会有不同的团队将你们的装备和工具从大本营运送到第一营地。在这样的海拔上面，这些重复性的往返工作为你提供了锻炼体能的重要机会，同时在没有攀登过程中那些更艰难的因素和外在条件的情况下，它也为向导和队员创造了一个良好的合作机会。队员之间可以学习如何相互交流，也可以了解什么能够激励和鼓舞对方，以及什么不能。

在大本营，你要评估你的资源、你的食物、你的装备、你的身体情况以及你

①　1 英尺 ≈0.30 米。——译者注

的精神状态。你要确保你的身体能够适应良好，以及你的装备能够在第一段旅行中完好无损。如果你的背包、你的靴子、你的锅，或者你的睡袋有问题，那你当然希望在离大本营比较近的时候就发现，而不是当你处于 26 000 英尺的时候才猛然发现，因为在那个高度，有问题的装备会对生命造成威胁。你在大本营所花的时间并不奢侈，也不会浪费。在大本营的时间是必需的，它使你的攀登更有可能成功，你不可能跳过这个阶段而企图到达顶峰。

同样，你也不能跳过创伤治疗的大本营时间或准备阶段，因为正是这个阶段的工作使我们的治愈成为可能。很难有比攀登珠穆朗玛峰更形象的比喻了，创伤治疗开始前的准备工作，绝不比攀登珠穆朗玛峰的准备工作更奢侈。那我们该如何理解创伤治疗的大本营和准备阶段呢？为什么我们要费这些功夫呢？

我能够听见你在心里说："什么，这要花很长时间，那我要离开这里！"请注意，就像你不能直接飞到加德满都，然后立刻开始攀登一样，你也不可能一走进来就挥动着锤子对你生命和历史中最困难的部分敲敲打打，那样是不安全的。在加德满都，你会有高原反应，会被送回到海平面。在治疗过程中，你也可能会触发自己在面对危险时通常会采用的一些保护机制，如酗酒、暴力、鲁莽、冲动或逃避。

在治疗创伤的过程中，准备阶段的第一个要素与登山一样，就是身体健康和安全。创伤既是一种情感体验，也是一种身体体验——创伤的后遗症在你的大脑和身体中盘踞已久。治疗的首要要素之一就是去关注你个人的生理状况，包括身体的健康和安全，以及我们个人福祉的"硬件"方面。这些并不是你"最好能具备"的东西，而是你"必须拥有"的东西。

你一开始的旅程也是通往大本营的，但仅仅是走到大本营，就需要很大的勇气。要知道珠穆朗玛峰的大本营可是在海拔 18 000 英尺以上的，这个高度超过了绝大多数人的攀登记录。当我在博士后工作站工作的时候，我曾遇到过一位 50 多岁的女士。第一次来见我的时候，她说，当她打电话到我们的健康中心预约的那天，她非常紧张，她花了一整天的时间来准备这个电话。她说她一整天都呆坐在家里，和自己的焦虑做斗争，纠结要不要打电话预约。下午四点钟，她终于做到了。她挣扎了将近一整天，反复鼓起勇气才打出这个求助电话。然而，由于诊所的一些安排和日程，她不得不等上两个星期才有人和她见面；而等到她前来和我见面的时候，她已经"枯竭"了。因此我们需要在大本营花上大量的时间，帮助她从攀登到那里的过程中恢复过来，并帮助她为接下来的工作寻找所需的支持。

我在二十几岁的时候也有过类似的经历。我曾因极度严重的焦虑症而给当地的健康管理部门打电话预约，然后我等待了四周才排到号。当我到达那里的时候，我已经彻底崩溃了。接待我的那个临床专家虽然经验很丰富，但对我却很不耐烦。对于我所说的内容，她只是不停地做笔记，甚至都没有抬头看我一眼。我等了那么久才有机会开口诉说，而她看起来完全心不在焉，不想听我说话，我记得自己当时感到非常害怕和沮丧。她只关心如何完成她的书面记录工作，而我几乎是在为我的生命抗争。作为来访者，我们都需要明白，大本营才是我们的第一目的地，去往大本营的工作只能是缓慢且从容的。我们不可能一路狂奔，一口气爬上山。而对于我们需要攀登的那座山，也没有什么缆车或电梯。我们还需要记住，通往大本营的路实际上也是充满艰险的，我们需要不断地给自己加油打气。

作为治疗师或向导，我们需要谨记，对于来访者来说，为了能够前来治疗长期创伤，他们已经鼓起了全部的勇气，同时内心也充满了恐惧。在我们的职业生涯中，我们可能已经接触了成百上千的案例以及无数个首次会谈，我们可能认为自己已经见识了所有的情况。但是对于那个坐在椅子上和我们对话的人来说，这可能是他们人生中最勇敢的时刻，甚至可能是他们第一次冒着巨大的风险来寻求帮助，并诉说他们的故事，即便只是最微小的一部分。

医治创伤的大本营通常开始于某种对话或采访，在临床上通常称之为"摄入性会谈"。有时候，这种摄入性会谈是通过电话进行的，而当来访者来到办公室后，它会围绕一系列问题或表格继续展开。在摄入性会谈中，最典型的问题就是"是什么事情把你带到这里来的呢"或"为什么是现在而不是其他时间"。作为来访者，所有你能做的就是尽可能在这个时候保持坦诚。如果你还不能够敞开某些事情，或者还没有准备好，那在你感到更舒服的时候再这样做也没有问题。心理学或精神病学的世界搭上了医学的顺风车，其结果就是治疗的大部分焦点都集中在"现实呈现出来的问题"。治疗的保险金会根据诊断结果来进行赔偿，而你的诊断则取决于你对个人症状和目前问题的陈述与表达。作为教授，我通常会提醒我的学生们，千万不要过早地对眼前的问题下定论。像焦虑、失眠、抑郁和社交退缩之类的症状，通常会有许多可能的原因和不同的治疗方法。然而，很多人，包括我自己，都会选择不表现出那些对自己来说更困难或医学上更重要的一些症状；相反，我们会表现那些对个人来说容易诉说的方面，也就是那些不会让我们感到特别羞耻或焦虑的方面。对于我来说是焦虑，对于我所帮助过的其他来访者来说，可能是失眠、家庭问题或饮食紊乱。大本营为你和你的治疗师提供了安全感和时间来探索你的症状，使你能够了解自己到底经历了什么，以及你当下正苦苦挣扎是什么，这样你就会明白自己将要去哪里。

在摄入性会谈结束之后，在大本营的工作还包括一次全面的身体检查。这不仅是一种适当的自我关怀，由于许多生理问题都会影响情绪和焦虑，因此你要确保任何能帮你维持身体健康的因素都被关注到，你的身体健康状况对于你的精神健康状况有着深远的影响。作为一名治疗师，我遇到过很多这样的案例。有很多次，当来访者在我的建议下去做了全身的检查后，他们意外地发现自己患有甲状腺疾病、过敏或血糖问题，正是这些疾病数年来一直影响着他们的情绪和睡眠。你当然也需要与你的全科医生或健康顾问讨论任何可能通过药物缓解的精神健康症状，比如焦虑、抑郁、惊恐或睡眠障碍。在你与你的医生或治疗师对话的时候，他们可能会让你同时也去咨询一位精神科专家来讨论有关药物治疗的问题。

药物能够帮助你控制某些症状，从而使你的治疗更加有效，比如，如果你的焦虑水平有所降低，那你就可以更好地谈论你的问题，也能够更好地照顾你自己，但是药物并不能治愈创伤，因此它不能代替医治的工作。最重要的是与你的医生和治疗师合作，确保你的身体是健康的，可以支持你的情绪和医治工作——当然不能让身体状况成为你的拦路虎。你可以进行适度的运动，某些轻型的运动，比如散步，通常是改善心情和健康状况的最佳活动之一。

当你在大本营时，识别或观察任何会影响你身体健康和安全的行为方式也是非常重要的。这些问题包括酒精滥用、毒品滥用、饮食障碍、自伤或性成瘾。你可能会想，这些问题不正是很多人前来寻求治疗的原因吗？有些时候的确是这样，但是作为一位治疗师，我可以告诉你，很多人会长期保持自己的成瘾行为。通常，他们是因为其他原因来寻求治疗的，比如关系问题或工作问题。这就是为什么我特别强调你在开始医治工作的时候一定要评估你自己，这一点特别重要。有没有一些不良的（通常也是不安全或不健康的）行为会成为医治工作的障碍？如果你正在和成瘾行为做斗争，那这可能将成为治疗的第一部分，也是你将要致力于其中的工作之一，甚至是治疗中至关重要的部分，而这些都将发生在大本营中或接近大本营的地方。成瘾行为或许曾在过去解决了你的某些问题，并因此被你习惯性地持续至今，但这种解决问题的方法所付出的代价是高昂的。几乎所有的成瘾行为都曾经以某种方式帮助你成功地控制过焦虑。然而，随着时间的推移，这样的解决方法不再能够帮助你管理自己的焦虑；相反，它们还给你的生活造成了更多的焦虑。最初的解决方法现在却成了一个问题。

你还需要有一个安全的生活节奏和环境，所以评估你是否处于一段虐待或危险的关系中也是非常重要的。带着任何这类严峻的问题去攀登珠穆朗玛峰几乎都是不可能的，同样，只有在这类问题得到有效解决之后，你才能投身治疗创伤的工作中。医治工作的这一部分要求你要诚实——能够正视自己的行为，然后与你的向导或治疗师讨论它们。你的治疗师无法扫描或读懂你的大脑，只有你直接告诉他们这些问题，他们才能够了解。我知道这并不容易，我也明白，你是否愿意公开这些行为取决于你是否决定放弃它们。但我可以向你保证，对于你将要放弃哪些行为，以及打算什么时候放弃，你拥有完全的自主权。你的治疗师会帮助你朝着这些重要的改变前进，而且是按照你的节奏。

对于那些经历了长期创伤的人来说，这个准备阶段有时会持续数周，有时会持续数月甚至数年。这并不是说在此期间，你的生命没有改变或成长。事实上，这可能是你在整个治疗过程中最能注意到改变的阶段——你变得越来越清醒，你也可能找到了一份工作，你的焦虑水平降低了，或者你的人际关系得到了加强。准备阶段的工作也是工作，只不过它不是直接医治创伤的工作，或者说不是你以为的那种工作。摆在你面前的工作将是充满困难的，花一年时间为攀登珠穆朗玛峰做身体准备也是一种工作，只不过它不同于那漫长的攀登过程而已。对于那些有重复创伤史的人来说，在大本营的工作正是他们想做的所有工作，这些工作足以缓解一些症状，或停止某种成瘾行为。在他们渴望得到更多的医治，或者拥有更多的资源去进行医治之前，这些工作在当下对于他们来说可能已经足够了。你必须选择你在这条道路上的步伐。

Chapter 11
自我觉察：活在当下

在大本营，你首先要掌握的技能之一就是自我觉察。这里我所说的自我觉察是指关注"此时此刻"的能力，即能意识到在事情发生的那一刻，你在想什么，有什么感受。这是一种观察、感受和注意的能力。觉察是任何学习和改变的第一要素，因为你必须知道你将从哪里开始。你需要知道你的感受是什么、你的想法是什么，以及你的身体有什么感觉。

自我觉察可能听起来很简单，做起来却不容易，尤其是对那些长期深处创伤之中的人来说。我们在前面提到，即使是一个一次性的恐怖事件，也会在我们的身体里制造出一个火灾报警系统，进而导致身体在一段时间内对任何刺激都非常敏感。如果你曾在你的家里或车里安装过警报系统，然后它出了故障，滴滴作响或闪烁不停，那与很多人一样，你会想方设法地卸掉它——取出电池、切断电线，或者拔掉保险丝。一旦它停止发声或闪烁，你就会产生一种如释重负的感觉："啊，终于清静了！"在经历重复性创伤的过程中，一个非常常见的现象就是，你的大脑也会如此对待你的身体——拔掉"觉察"的插头，并对你说："你不必再忍受这种痛苦了，我切断了你与自己感受的联系，这样你就可以摆脱那些警报的袭扰，得到一些安宁，进而拥有足够的精力来投入并度过你的每一天。"从创伤中生存下来需要你麻痹自己，而从创伤中恢复则需要我们唤醒麻木的部分。为了唤醒那些已经麻木的部分，你需要练习自我觉察。

一个让自我觉察真正有效的关键因素就是不带任何偏见或批判，而这一点常常被人们忽略。在我的临床工作以及我医治自己创伤的过程中，我发现自我觉察有这样一些特点：去感受、体验和查看那里发生了什么是一回事，而能够与它单独待在一起去观察它、坐在它旁边并探索它，却完全是另外一回事。你可能一开始非常专注，想要静心内观，进行自我觉察，然后一股记忆中的创伤巨浪就朝你砸了下来，夹杂着复杂的情感和紧张、激烈的思绪，然后你就开始评判，你认为这样的感受、想法和意识是错误的、不好的、不成熟的，甚至是令人厌恶的。"难道进行自我觉察不是为了让自己感觉好一点吗？"你开始疑惑，然后你可能会被诱惑放弃这样的觉察练习，因为它太难或太可怕了。

幸运的是，一些文化几百年来一直在实践自我觉察，并发明了一些简单的练习，可以长期有效地帮助人们。我最喜欢使用的自我觉察的方式是正念练习。正念或静修是一种让你关注当下并观察它，但不评判它的练习方法。正念是任何冥想练习的基石，它开始于最简单的呼吸指导练习。

是的，就是呼吸。只是简单地深吸一口气，然后简单地呼出来，注意那些吸进去的气流和呼出来的气流。在这个小小的活动中，你注意到了什么，又观察到了什么吗？我注意到，当我尝试全神贯注于我的呼吸时，我通常都会觉得有点奇怪，就好像这并不是我一直在做的事情，而是我在尝试的一些非常复杂的舞步。但每呼吸一次，我都感觉与我的呼吸同在，并能够扩展我的觉察——对于我的身体，我发现了什么呢？哪个部位感觉比较僵硬，哪个部位感觉特别放松？我有什么感觉？我又产生了哪些情绪？环绕我四周的声音是什么呢？在我大脑里穿梭的思想又是什么呢？

这种正念练习能够让你建立起你的自我觉察肌肉。它能帮助你在事情发生时，即时地识别你的感觉和想法；它也能够让你开始了解一些只有你自己才能知道的事情——没有人知道你脑子里在想什么，也没有人知道你身体里的感觉，或你心里的情绪。要想"收复"那个被称为"自己"的国家，正念和自我觉察是最微小且最容易掌握的一步。

重复性创伤其实也是一种被"殖民"的经历。长期以来，其他人可能控制了你的安全（或者让你缺乏安全）、你的边界、你的言语——你甚至还感到他们控制了你的思想。殖民者有可能是某个人或某个群体，或者在我曾经工作过的一些社区、种族或国家当中，它就是字面意思上的殖民统治者。因此，生存就意味着要保持沉默，保持无知。当你反复经历创伤的时候，正是那些"不知道""看不见"和"感受不到"保护了你。在那种情况下，最好的方法和谋略就是保持麻木、保持沉默、保持低调。正念和自我觉察正是对这种麻木和无知状态的行为矫正，且没有任何副作用——这是一剂良药。

尽管自我觉察是一剂强效药，但是对于那些有创伤史的人来说，进行正念练习可能非常困难。因为正念会使你直接与你的自我产生联系，并使你能够真正地"坐"在其中，观察你的内心世界。它为你提供了一个机会来访问并探索那个叫"自己"的国家。现在，如果你的国家在你生命的大部分时间里都处于和平的状态，而且天气也很好，那么安静地待在那里并"访问"就不会有太大的压力，觉察所有的方面也不需要过多的帮助，你可以放松一下，欣赏路边的美景和你的咖啡。然而，如果你的国家过去至少经历了 10 年的战乱，如果你现在要回去参加一个商讨重建国家的会议，如果你走过那些满目疮痍的村庄，那么你的觉察将需要一些更短的旅程以及更多的支持，因为访问战区是极具压力的。这样看来，了解所需的"药物"剂量是非常重要的，这与你考虑其他强有力的治疗方式（比如化疗）是一样的。

当我还是一名心理学实习生的时候，我曾在一个青少年住院部管理一个正念小组。我通过反复试验建立了这个团体，并根据那些已经成文的正念练习协议，最终形成了一套简洁明了的、适合孩子们需要的说明。唯一的规则就是你不能打断其他人。除了说明以外，我还制作了一盘轻柔的音乐磁带，作为背景音乐进行播放。孩子们可以带自己的枕头或靠垫来参加团体活动，我也会告诉他们，他们可以用任何让自己感到舒服的姿势坐着。45 分钟的会面被分成了三个部分，包括一个 5 分钟的练习和一个 20 分钟的重复练习，这为孩子们提供了一个"浮出水面"去审视、觉察自我的机会。作为正念练习"救生员"，我会与每个孩子进行眼神交流，确保他们不会"溺水"。

有些孩子会躺下来，并非常享受这种放松的感觉；而另一些孩子则会在第一天直挺挺地坐在椅子上，全程 45 分钟目不转睛地盯着我。但对他们所有人来说，正念都是一种非常有效的药物：在那个安全且充满关怀的环境当中，负责自我觉察和自我控制的肌肉会恢复得很快。在那个病区中，有一个孩子曾经遭遇过绑架，而且被锁进了汽车的后备箱里。在最开始的时候，她连一分钟都无法安静下来；但是两周以后，她可以坐下来体验整个 45 分钟，甚至感觉特别放松。放松和享受并不一定是正念练习的目标，尽管很多人会说，这样的状态正是正念练习的结果之一。正念其实是人们在自己的意识和觉察中休息的能力，而任何类型的休息都具备治疗的特性。从我的角度来看，正念练习的目标是能够观察到我们的内在有什么，而且无论有什么，都与它同在，即觉察而不自弃。正念练习也许是修复自我结构的最好方法。

到了写论文的时候，我决定研究一下我创建的团队。我并不能在医院内部做这项工作，因为在住院区逗留的时间通常都非常短暂，而且也不固定，所以我选择了一群在自我控制和情绪管理方面同样有困难的人：少年犯。我穿梭于四个不同的青少年拘留中心来开展我的团体工作，与我在那个病区的经验类似的是，我发现这些男孩都随着时间的推移建立了正念肌肉。他们开始的时候都诚惶诚恐，但八周以后就能轻松适应了。这些团体活动对于我当时正研究的领域——自我控制和攻击性——产生了积极的影响。参加团体活动的男孩们比那些没有参加的男孩的攻击性要小得多。这显示出我的正念治疗团体为他们提供了一种缓冲，减轻了他们在封闭环境中的紧张。

对我来说，更精彩的还要数那些男孩提供的激动人心的反馈。很多人开始告诉我说他们更容易入睡了。其中一个孩子说："昨天晚上一开始我还是很难入睡，然后你的声音就在我的脑海中响起，告诉我要专注于我的感受，于是我尽力按照你的指导去做，最后我就睡着了。"那些男孩在他们的"国家"内部找到了一个可以体验平静和休息的地方。还有一个男孩由于在拘留中心制造了一些麻烦，因此被罚坐在椅子上反省。他告诉我，他正目不转睛地盯着那张他应该填写的表格，在他差不多快要和工作人员打起来的时候，他决定做三次深呼吸。这三次深呼吸让他平静度过了处罚的时间，没有因大发脾气而失去他的特权。你也可以通过进行三次深呼吸来锻炼你的自我控制肌肉。

正念练习并不是魔法，在某些情形下可能很难做到。我也遇到过一些情况，参与团体的孩子最终不得不离开。在团体活动开始的时候，他们还能平静地坐着，但当所有人都开始安静下来时，他们会睁着一双仿佛身处"水深火热"之中的眼睛东张西望。他们惊恐万分，最典型的表现就是"引诱"其他人开口说话，以打破这种安静的局面，好让自己摆脱这种自我觉察的机会。他们还不能"待在"觉察之中，也不能静坐在那种氛围当中。作为一个团体的带领者，我会及时发现有这些表现的孩子，然后询问他们能否坚持下去，或者给他们设置一个界限，给他们机会去控制自己的行为，或者直接要求他们离开。然而，还有些时候，我什么都不做。尤其是在刚开始的时候，当我还处在学习如何带领这种团体的时候，我特别渴望相信正念本身就会起作用；但是正相反，孩子们要么乱成一锅粥，要么就是争吵打闹，而这会影响到团体里的每一个人。在我要求他们安静、呼吸、觉察的时候，我花了很多时间去尊重每一个孩子的真实经历，尊重那些他们正在访问的"战火连天的国家"。

一开始，你应该只在团体带领者或治疗师的引导下进行正念练习和自我觉察，但他们也只是引导你，只有你可以为你自己做这项练习，没有人可以替你做，只有你才能扫描你的内在状态和思维。通过观察你的外在行为和表现，人们可能会为你提供一些信息或反馈，但是只有你拥有接触所有这些信息的权利——如果你决定慢下来，那么保持安静，全神贯注。

Chapter 12
信任和绳索：相信你不是一个人

　　15 岁那年，我参加了一个女童子军营会，在位于美国纽约州东南部的西卡茨基尔山脉学习攀岩。在开始之前，指导员传授给了我们一些有关固定活动绳索的概念和术语。固定活动绳索指的是通过一根绳子把攀岩者与保护者连接起来，保护者的任务就是抓紧绳子，以保证攀岩者的安全，并放出足够长的绳索来使攀岩者能够不断地攀登。保护者的工作就是通过持续不断地调整绳索的长度，来使攀岩者能够征服一座非常艰险的大山。他要确保绳索不能太紧也不能太松，以便攀岩者的目标能够达成。在攀爬艰难地带时，身上的绳索会让你知道，如果你滑倒或者不慎掉下去会有一根绳索抓住你。我们必须学习的第一件事就是要懂得如何保持连接。也就是说，在我们开始攀岩之前，如何将我们的绳索与保护者牢固地连接起来。

　　那么起初的连接看起来是什么样的呢？是什么东西支撑了我们之间的信任与连接？最重要的一个事情就是治疗的规则和期待，包括你自己的和你的治疗师或团体的。当我最开始进行治疗时，我曾问过我的治疗师，她的期待是什么？她告诉我说她对来访者只有两个期待：第一，出席会谈；第二，尽可能做到诚实。在从事临床工作以及阅读临床工作方面研究报告的 25 年中，我从未找到过一套比这更好的期待来支撑医治工作的展开。出席会谈是指你愿意抓住或钩住绳子的一端，也就是字面意义上的现身——出席并出现在某人面前。作为一位治疗师，我能够想象，每次有人前来寻求帮助并留下来时，我们都会来回传递一根绳索，就好像我们的第一个目标就是系牢那根连接我们的绳索。我们所"系牢"的，其实就是我们双方关系的稳定性与我们之间所进行的对话的结合：当他们期待我在那里的时候，我能不能准时就位？他们也会在那里吗？我是否会准时开始？我能否认真倾听并恰当地回应他们？他们可以发言吗？

我发现，要想系牢这根绳索，必须遵循来访者的时间框架，而不是我的。在靠近波士顿的一个房屋安置工程里有一个精神健康中心，我在那里的门诊工作过三年。在门诊工作的前六个月，我连一个来访者都没有见过，当然也就没有人中途退出。有一个名叫吉姆的年轻人总是会打电话预约，但到了预约时间，等候室里却往往空无一人。然后我会给他打电话，告诉他错过了预约时间。他会为失约而向我道歉，同时立即预约下一周的见面。在五个月的时间里，他一直都是如此。这就是他建立联结的方式，也是他用来测试绳索的方法。他想要确保我是否会一直在那里，是否会和他建立联结，他想要看看我能否维持一份关系。最终，五个月之后，当我在他约定的时间进入等候室时，发现他终于来了。

按照最基本的意思，现身就意味着在你预约的时间内到达等候室。有时候，我的来访者需要一些东西来减轻他们由于要出席会谈而产生的不适感，尤其是当他们对于见面感到特别难为情的时候。我也曾经和一些孩子一起工作过，他们说只有能盖着自己的老虎毯子，或者是在我办公室的椅子后面说话，他们才会过来见我。我也曾经遇到过一些成年人，他们会带着自己的配偶或其他重要他人来参与第一次会谈，这样他们会感觉更安全、更安心。最重要的是，特别是在大本营这段宝贵的时间里，我们的目的就是去探索、联结、试验那些能帮助你稳定出席的事情。你可以问问自己，什么能够帮助你对你们之间的联结感到足够稳固、舒适和安全？

我的治疗师的第二个要求是诚实，这实际上是另一种类型的现身——你的情感自我、关系自我，以及所有可能与自我有关的方方面面的"现身"，并允许它们被看见、被听到。这不仅意味着你要赴约，还意味着一旦你到了那里，就要尽可能多地展现你的全部自我。而且我要再一次强调的是，在大本营里，探索是非常重要的。是什么让你不愿被别人看到？是什么在阻止你敞开心扉？是什么在妨碍你更加坦诚？哪些东西会帮助你更加坦诚？你的向导如何知道你的绳子何时是安全的，何时需要收紧？当前路太险峻，或者当你特别疲惫而不能继续前行时，你将如何告知你的向导？当你准备好继续前行，或者当你需要更长的绳索来尝试一些新东西时，你又将如何通知你的向导？

在攀登过程中，攀岩者和他的保护者所进行的交流是非常结构化的。因为通常情况下，攀岩者和保护者是看不见彼此的。攀岩者是在保护者的下方很远处，而且几乎是在其视线范围之外；但这两个人都需要知道对方什么时候准备好了，是否可以开始攀登，以及对方需要什么，这样双方才会安全，攀登也才能够成功。他们之间需要有一个开始、停止和紧急情况下的沟通策略。

对于创伤幸存者来说，即使是最基本的信任和坦诚交流的行为，也可能会让他们觉得激进，但这往往是产生新的学习或重新学习的重大突破。有的人会抱怨说，要求诚实其实等同于期待或催促他们分享自己所有的秘密，然而这并不是我们的本意。尽管诉说你心里想的任何重要的事情并没有什么禁忌，但在你的医治之旅中，此时此刻最有帮助的可能是你谈论自己的经历以及此时此刻感受的能力——能够对你的向导或团队说"我不知道我的感受"或者"我感觉麻木""我今天说不出来话，太难了"，抑或"当你询问我的工作时，我觉得你在评判我，这是真的吗"。对于这些类似检验的假设，治疗师是否准确地听到了他们的语气或准确地读懂了他们的面部表情是非常重要的，这对来访者和治疗师来说都很重要。类似"对于我刚刚所说的，你看起来好像很惊讶"这种简单的问题可以帮助你们更好地理解对方。

记住，当你学着信任你的向导的时候，你的向导同时也在学着信任你。在旅程的这个阶段，当你离地有三英尺高时，重要的是要学会如何与他人沟通，以及如何寻求帮助。如果你是治疗师，那你可以非常直接地说"当你遇到紧急情况，就打这个电话"或者"当你遇到紧急情况，直接给我打电话，不要发邮件"。在一些团体治疗当中，团队成员之间也被允许互相提供支持；而在另外一些团体治疗中，团体带领者却是唯一的支持资源。在一些门诊当中，也会有一个 24 小时待命接听电话的人，他可能不是你的向导，但却是在你的向导下班时可以做你的保护者的人。在你离地仅有三英尺的时候，去讨论所有这些问题非常重要。这看起来似乎有点尴尬或奇怪，你可能也会想："我永远都不会给你打电话求助，为什么我们要花时间来讨论这个问题呢？"但作为一个攀岩者，即使你永远都不会掉下去，你也不要铤而走险，因为一个错误就可能酿成大祸。

一定要记得，在攀岩过程中，你需要保证那根绳索有足够的张力，你需要感受到绳索另一端的那个人。如果绳索太松弛，你们两人之间没有一点张力，那当你滑落的时候，绳索就无法保证你的安全；同样，如果绳索太紧，也就是说张力过大，那你就不能动弹了。对你的治疗师来说，催促你或者向你询问一些会让你感觉很有挑战的事情是没有问题的；同样，对于你来说，把球扔回去说"我还没有准备好"也是没有问题的。张力是我们用来保护自己的另一种方式，但有时，我们过于保护自己了，以至于我们无法伸展，也不能成长；有时，我们的保护又不足，其结果就是我们"招架不住"。对我们自己内在的这些边界有所觉察，可以帮助我们理解我们想要什么和需要什么，进而帮助我们了解自己哪些地方受伤了，哪些方面需要得到修复。

在我的职业生涯当中，我了解到很多人在这个节点就草草地退出了治疗。我听到他们这样说："治疗师根本就不懂我！""治疗师并没有那么聪明，他们帮不了我！""治疗师根本没有经历过我所经受的创伤，他怎么可能理解我呢？""谈论这样的事情对我来说根本就没有什么帮助！"和往常一样，我想首先鼓励你真正地倾听自己，倾听你内在的声音，倾听你接受帮助时的体验："在这里，我是否感到安全？我能否在每一个真实且重要的方面去信任这个人？"然后，我希望你去仔细看看自己对这个过程的描述和声明，并问问自己，如果情况正好相反，事情看起来会如何呢？它会变得更糟糕吗？如果治疗师事实上真正理解了你，那看起来会怎么样呢？如果治疗师足够聪明，能够真正与你同在，并听懂了你所有的诉说，那会有什么样的改观？被真正理解是一种什么样的感觉呢？对于你们很多经历过创伤的人来说，这些问题的答案可能同样会让自己感到惊恐不安。被看见和被理解，其实就是接纳你所经历的那些事实。

当你向别人寻求帮助的时候，谈谈你生命中的其他方面也是很有帮助的，这些故事可能是关于你的父母、老师、老板或战友等人的。这些人当中谁对你是有帮助的？谈谈那些你主动寻求帮助的经历，什么时候你感觉它是有用的？什么时候有人会在绳索的另一端？什么时候你感觉他们放了手任由你坠落？谈谈一些你过往寻求帮助的经历，以及你在这个过程中失望的经历，从而使你和你的治疗师对于"帮助"对你来说到底意味着什么有更深的理解，并允许你们双方对于建立信任的过程有更多的慈悲和包容。作为一位治疗师，如果有人说："是的，我的上一位治疗师一直沉默不语，只是盯着我看，这让我很反感！"那我就会更加积极主动。或者我也会经常听到相反的话："我的治疗师一直滔滔不绝，就好像在对我发表演讲一样。"如果是这样的话，那我也会注意我的发言。作为来访者，我依然记得当我的治疗师询问我的咨询经验是什么（那是我们第一次会谈的场景）时，我回答说："我不想被'修理'。"这是我对于之前求助经历的感受。因为那些经历让我感觉，每一个人对于我的问题都有一个答案或解决方法，抑或一个既定的章程，即使他们甚至还没有花足够长的时间和我交谈，来找到我的问题的根源。你曾经寻求帮助的经验，可以为你提供很多有用的信息，帮助你了解什么东西对你来说最有用，哪些东西没用。

所有这些在大本营的交流和对话，都是你和你的治疗师或你的团体成员相互了解的机会。没有任何一次谈话能解决所有问题；相反，每一次谈话都能让你更好地了解自己和对方，每一次谈话都给了你一次坦诚的机会——不是为了某些崇高的思想，而是为了自己的成长，为了自己能够从创伤中康复。

这些在低海拔地段的艰苦工作是非常重要的，因为前方还有更艰难的路要走。在我和我的治疗师一起工作的几年间，我曾经历了一段特别艰难的时期。当时，我的治疗师看着我说："我们必须解决这个问题，这里只有你和我。""这里只有你和我"这句话的分量刺激到了我，我能够感受到我们曾经进行的那些交谈，以及我们已经建立起来的信任；我能够感受到我们对彼此的责任，就像保护者和攀登者之间的那样。在那一刻，我能感觉到她对我的责任，也能感觉到她没有松手；或许也是第一次，我感受到了自己在那段关系中的责任，那就是我需要找到我的支撑点和落脚点，并负责攀登。这些就是在早期的会谈中，你的勇敢会让你受益的部分。它会帮助你了解你自己，也会帮助你建立非常重要的人际关系技能——这些正是你完成这个漫长、重要且艰难的旅行所需要的东西。

Chapter 13
资源：我们需要以及携带的东西

他们背负着所有可能死去之人的情感包袱。悲伤、恐惧、爱、渴望——这些都是无形的，但有它们自己的质量和比重，也有有形的重量。他们带着耻辱的记忆，他们身上有一个共同的秘密，那就是怯懦以及逃跑、冻结或躲藏的本能几乎是毫无节制的。在很多方面，这是所有负担中最沉重的部分，因为它永远无法被放下，它需要完美的平衡和完美的姿势。

蒂姆·奥布莱恩（Tim O'Brien）
摘自《士兵的重负》（*The Things They Carried*）

在我早期的临床实习中，我曾在波士顿的一所小学工作过。我经常不得不来到教室里点名叫我的每一位小学生来访者，然后把他们带去我的办公室。从一开始，每次当我叫到一个七岁的小男孩布莱恩时，他都会把手伸进口袋，掏出一些东西给我看。有时是一个弹球，有时是一个别针，还有时是一个迷你巴斯光年玩偶。每周他都会从家里带来一些东西和我分享，这些东西一部分是送给我的，另一部分是他的"护身符"，也可能代表了他个人需要加强或支持的方面。当然他带进我办公室的东西远不止这些，但是他从口袋里掏出来的东西，却帮助我明白了要从哪里开始。

一个认识资源的方法就是去思考你带了什么，另一个方法是去了解你拥有什么能够支持你自己的东西。也许一个更大的问题是，作为一个探险者，为了能够安全地完成这趟旅程并成功地变得完整，你需要将哪些东西带到你治疗长期创伤的工作中。

在准备阶段，你需要考虑一些重要的资源。首先要考虑的就是能够支持你的外部资源。你需要生活在一个相对安全的地方，你不能边继续遭受创伤，边从中康复。如果你不得不继续在创伤中生活，那你需要一些能够帮助你生存下来的保护措施，比如胶合板或砖块，或其他可以安装在你的窗户上面，保护你免受飓风侵袭的东西。如果飓风还在继续，那把这些保护措施拆下来既没有益处，也不安全。如果你依然处于一个不安全的情境中，那你首先要做的工作不是从创伤中恢复，而是获得安全。一个国家不可能在持续的战火纷飞中恢复或重建。

如果你生活在一个不安全的环境中，那你的首要工作就是进入一个安全的生存环境——这应该是你和你的治疗师、向导或团体讨论的事情。这些支持你的人会和你一起努力，帮助你与社区中有用的资源取得联系，来为你提供帮助。事实上，离开一个糟糕但熟悉的环境而进入一个未知的环境中，是需要相当大的勇气的，你需要付出大量的努力和代价，以及极大的毅力与忍耐。

如果你已经建立起一个安全的生存环境，那么接下来你要关注的焦点就是饮食、庇护所以及支持性的关系和有意义的活动。从创伤中恢复的过程是不稳定的，而且有可能会让你迷失方向，所以在做这项工作时，你需要拥有一个属于你自己的"私人定制"的大本营，以便你在需要的时候能够回来。你需要照顾好你自己，吃有营养的食物来保持健康、维持充足的精力。你需要拥有一个庇护所，就是日常起居的地方，同时庇护所也意味着"一个能够为你提供保护，使你能暂时躲避恶劣天气或危险的地方"；你也需要有这样一个庇护所，一个在你需要安静的时候可以去的地方，比如你的卧室或者洗手间，抑或小区附近的绿地或你最喜欢的公园。你需要确定一些你能够去的地方，在那里你能够感觉到安全和安慰，甚至有需要的话，还可以给自己重新"充充电"。

除了确定一些安全的、可以让你好好休整一下的地方，确定你的世界里谁可以支持你的治疗过程也很重要。其中一些人可能已经在非常积极主动地支持你——他们可能是你的治疗师或你最主要的健康顾问和全科医生，也可能是你的配偶或伴侣，你可能会选择向一些人诉说你正在进行的创伤医治工作。还有些人只是你的支持关系的一部分，他们曾在你的生命中出现并帮助过你，但是他们可能从来都不知道你正在进行医治创伤的工作。医治创伤的工作是非常困难的，也会让你产生一些复杂的情绪，使你想要孤立自己。拥有一个支持你的人际关系网络是让你与现在保持联系，并加强你利用支持系统来管理压力的能力的一个重要方法。我喜欢把这种支持网络比作自行车手们为了参加环法自行车大赛而确定的支持团队——选手们各自确定一个团队，并在团队成员的帮助下去完成比赛，这些团队成员包括教练、训练员、理疗师、自行车机械师和司机。所以，哪些人需要加入你的创伤治疗团队呢？你的团队与环法自行车参赛选手们的团队是一样的，而且如果你愿意的话，你既可以让他们知道他们身处你的队伍当中，也可以不断地向他们更新你的进展，并在你感到精力不足或者绝望来袭时向他们寻求支持。为了让整件事情变得更有趣，你也可以定制属于你的团队的个性 T 恤衫。

最后一个需要准备到位的主要外部资源是有意义的活动。创伤会深深地破坏你的信念系统。从创伤中恢复可能会使你产生一些复杂的感受，例如无助和绝望。有意义的活动可以在你经历这样的感受时，紧紧地抱住你，它相当于一个镇流器——提醒你，你已经从风暴中生存下来了，而且已经成功着陆了。有意义的活动可以在你感到自己快要被过去的经历吞没时，向你扔过来一根绳索。

很多年前，当我在伦敦的一家咨询中心工作的时候，我遇到了两位年龄相仿的来访者，他们的痛苦也很相似，但她们在参与有意义的活动方面却存在天壤之别。其中一位名叫薇薇安的女士患有抑郁症和慢性病，但是她每天都坚持工作。她在一家护理机构当厨师，同时还是三个孙辈的主要照顾者。她的生活很拮据，甚至常常纠结要不要开灯、开暖气；她一直很努力地工作，想办法帮助她的孙子孙女，并保住自己的工作。另一位叫旺达的女士也患有抑郁症和慢性病，她一个人生活，她的子女已经成年并且住在离她很远的地方。她的大部分时间都花在了治疗上，与薇薇安不同的是，旺达的个人生活中几乎没有什么有意义的活动。从某些方面来看，她甚至没有接触过任何与治疗无关的人。她的医治工作的一个很重要的部分就是与她的习惯、兴趣爱好以及志愿服务活动重新建立联系，这样她每天的日常就不仅仅是面对她的疾病，还能体验到她个人的能力以及她对别人的影响力。

唯一能告诉你你所参与的活动是否有意义的人就是你自己，这与其他人对"有意义"的理解和定义无关。这也不是钱的问题，跟成功与否也没有关系。这种活动可以是一份工作，也可以是家庭责任；它可以是带薪的，也可以是无偿的。有意义的活动会帮助你与现实世界产生联结，也能够使你了解并欣赏你的能力，包括你拥有的优势和面临的挑战。它会使你与你的自我、价值和热情产生联系。根据我个人的经验，你参与的有意义的活动使你与个人的目的、价值和热情联系得越多，它作为镇流器发挥的作用就越大。这就意味着，有时候，并不是你的治疗工作而是你的志愿服务活动，即作为祖父母、遛狗人、社区服务工作者以及交通安全员的角色最能支持你。你可能是一家公司的老板，也可能是一位接待员、销售代表，甚至是一个看门人——无论如何，有意义的活动都是治愈的一个必然要求。因为它会为你提供一个现实的、稳定的锚，使你在探索过去的时候，不至于深陷其中，并保持希望和乐观，进而和你的未来产生联结。

以上提到的都是你的外部资源，那么你的内在资源是什么呢？这些重要的内在资源就像一个动力来源，使你能继续你的旅程，尤其是当事情变得艰难的时候。这些内在的资源包括意愿、希望、感恩和坚韧。

意愿就是你想要参与会谈、努力尝试的欲望，是使你持续出席的能量。它强调你参与治疗当中，代表你自己出现，用新的技巧和行为积极主动地安排你的个人生活。意愿是一种能量，你不必在任何事情上都很专业，或者知道如何做一些事情，你只需要有一颗"我愿意"的心；意愿也是一种习惯，一种由希望推动的习惯。而且令人惊叹的是，意愿确实能带领你度过那些没有希望的至暗时刻。当你充满希望的时候，你可以通过练习和习惯化为你的意愿"充电"，这样在你更艰难的时刻，意愿就能够帮助你看到下一个希望。

希望是绝望的反面，指的是我们所期待的积极结果、我们对一种不同的状态所怀的愿景、一种积极且不同的体验、一个可实现的目标。它是我们对尚未发生的事情保持想象的能力，使我们相信事情的发生是有可能的。希望不必是现实的，它是我们童年的愿景和梦想，能帮助我们去学习和实践，就像我们想要成为宇航员一样，即使你将来永远都不可能成为宇航员也没有关系，因为你所怀揣的希望已经成了激发你学习数学、申请大学的动力，它会帮助你去探索梦想的边界。希望会一直帮助你，直到它们消失。但有时候，现实会使某个希望变得不可能，例如，如果一个人的身高有 1.78 米，那他很难实现成为一名体操运动员的梦想。

　　我找到了一些培育希望的办法，发现最能找到对未来的希望的地方就是当下，而且最能重建希望的两种练习就是正念和感恩。正如我在前面所提到的，正念是一种保持专注于当下的练习——无论你在哪里，关注此时此刻发生了什么，无论它是什么。进行正念练习最简单的方法就是去注意你的呼吸。我知道这听起来很简单，但一呼一吸之间，你就能看到未来的存在。在你最糟糕的时刻，生活似乎是难以忍受的，你甚至无法再忍受一分钟。你无法想象事情会有什么改观，但是呼吸练习和"与你的呼吸同在"可以在"没有希望"和"充满盼望"之间搭建一座桥梁。关注此时此刻的呼吸——呼气、吸气，再来一次、两次……然后你就进入了下一分钟，然后是下下一分钟……不知不觉，你就进入了几分钟前不可能到达的未来，你也意识到，进入再下一分钟也是有可能的。你的希望范围可能只有一两分钟，但是没关系，有些时候，呼吸也就只是简单地把你带到一个地方——那里有其他东西能分散你绝望的心境，你可能会注意到桌子上的光影交错，你也可能会听到鸟儿在歌唱，或者你会感受到你饿了，并好奇晚餐将会吃什么。在这个瞬间，你的思维并不是绝望的，你可以承受得了，哪怕只是一瞬间。这样你的痛苦就能够有所消退，并使你暂得喘息之机。正念可以使你放缓生活的节奏，从而使你可以承受周围的一切。

　　当你无法想象未来或对未来产生积极乐观的情绪时，专注于感恩你现在所拥有的东西也是有帮助的。感恩是一种古老的做法，但由于最近的一些研究，这种做法也受到了现代人的欢迎。事实证明，感恩练习与正念练习一样，对我们的心灵和我们的人生观都是一剂重要的良药。作为感恩的研究者，罗伯特·艾莫斯（Robert Emmons）和迈克尔·麦卡洛（Michael McCullough）提醒我们说，感恩的英文单词"gratitude"来自拉丁文"*gratia*"，意为"恩典"。在我参加的一次瑜伽退修会上，指导师把恩典定义为"一种'无功受禄'的恩宠和祝福"，也就是我们无条件得到礼物时的体验——这个礼物不需要你付出任何东西，你得到它仅仅是因为你的存在。

艾莫斯和麦卡洛通过两种不同的方式对感恩进行了研究。首先，他们把一群大学生被试分为感恩组、烦恼组和中立组。在为期 10 周的实验过程中，三组被试需要每周填写一份报告。所有被试都要填写一份幸福感评估表，涉及他们的情绪、情绪应对、身体症状、花在锻炼上的时间，以及关于他们对过去一周生活感受的两个主要问题。在评估表的最后，每组被试都有一个不同的问题需要回答。感恩组需要写下他们在过去一周中最感激的五件事；烦恼组需要写下他们在过去一周经历的五个烦恼；而中立组写下的则是那周影响他们的五件事。研究结果显示，感恩组的被试感觉自己的生活更美好，他们也对即将到来的一周更乐观。感恩增加了希望。

艾莫斯和麦卡洛的第二个研究改变了时间框架。他们不再使用每周一次的感恩测试报告，而是使用为期两周的每日调查。与第一个实验有些类似，感恩组和烦恼组各自列出五个事项，而第三组则是进行一个下行社会比较——列出你认为自己比别人好的方面。在这个更密集的时间框架中，结果显示，感恩组收获了显著的益处。他们有更多的积极情绪，也更可能去帮助别人。而当研究者们重新调整研究，将时间从两周延长至三周时，他们不仅发现了同样的结果，还发现感恩组的睡眠质量也提高了，所有这些积极的结果都来自简单地列出自己所感激的事情。

我把我的感恩练习称为"感恩珠"，实际上这是我几年前在尼泊尔加德满都附近的布达那特买的念珠。在尼泊尔，我的整个经历都可以算是一种恩典——一种"无功受禄"的恩宠和祝福。在去加德满都的航班上，我得到了一位佛教僧人的帮助，他主动要做我去布达那特和他的寺院的向导，甚至还和同行的年轻僧人一起来到我住的宾馆，陪我吃了一顿意大利面。当我开始我的感恩珠练习时，虽然我有念珠，但我并不知道任何具体的经文或祈祷词。我在成长的过程中并没有什么正式的宗教信仰，我的邻居是一位天主教徒，我也的确从学校里的一本教科书中把主祷文默记了下来，这样当我和我的邻居们一起赶着去做五点钟的弥撒时，我就可以装模作样——我的这位邻居通常会聚集所有街坊邻居的孩子在星期六的早晨四点半坐进他们的旅行轿车中。但是主祷文看起来与那些串在一起的珠子并不匹配，所以我开始手持念珠坐下来静静地练习，顺着 108 颗念珠，我开始诉说一些我感恩的事情。在传统的佛教诵经祈祷中，你会对着每一颗珠子说出你的曼怛罗（宗教的咒语或颂歌），说上 100 遍，再加八遍来弥补你的过失。除了对着每颗念珠说出一些事情外，并没有什么其他的规则。我感恩天气、鲜花、西瓜，还有我生命中经常遇到的人。每天早上感激 108 件事让我意识到：我的生活是丰富多彩的，最酷的事情就是我能感觉到这个世界的丰盈与美满。我对水仙花心怀感恩，即使我只有一朵，但在感恩的练习中，我能感受到所有水仙花的盛开。

作为一名治疗师，我通常会把感恩练习当作家庭作业布置给来访者。我并不会让我的来访者感恩全部 108 件事物，他们通常只需要在每天晚上写下三件让他们心怀感恩，或者让他们感到开心的事情。结果是令人震惊的，他们的报告是一致的。随着练习的深入进行，他们发现虽然一开始很容易，但后来却越来越困难，然后他们发现了一个巨大的转变——在日常生活中，当他们接触那些曾让他们心怀感恩或使他们感到开心的事情时，他们会想知道"这应该是我感恩的事情吗"，他们的眼睛、耳朵和心灵，都开始寻找值得感恩而不是应该失望的东西。他们的大脑也正在为生活中的美好事物重新"布线"。有了感恩所提供的这种丰盛的感觉，我们能更容易找到或重获希望。

感恩可以支持你的治疗工作，以及你日常生活的所有事情。作为一名顾问，我也会参与一些领导力发展的工作，帮助社区处理创伤以及诸如家庭暴力和性侵犯之类的社会问题。最近，阿拉斯加的一个团体决定采用感恩练习——每个组员承诺每周向全组成员发一份邮件，分享他们感激的三件事，这样全体组员就有机会听到其他人所感恩的事情。作为一个顾问团队，我们以一系列感恩活动开始每一天的工作，这让我们的心和我们的思想能够重新聚焦到小组当中。

坚韧的定义是"尽管有困难、失败或反对的声音，依然继续努力去做某事"。

在治疗重复性创伤的过程中，你通常会在某些时候遇到下面这三种情况：困难、失败和反对（糟糕的情况下，这三者可能会同时存在）。除了经历创伤以外，从创伤中恢复可能是你要做的最困难的工作之一。要记得你是自愿奔赴你曾经历的那些战区的，你是那个要直面所有工作的人。没错，你的向导、你的治疗师、你所爱的人以及与你结伴同行的旅行者们都会支持你的医治工作，但是只有你自己才能做这项工作，只有你才能扛起这些责任，这与生理方面的医治工作并没有什么两样。那些经历过严重身体伤害的人，一定知道愈合的过程是非常困难的。你也知道身体治疗的过程是漫长的，而且通常情况下，为了恢复身体的全部功能，你所接受的身体治疗还会增加你的疲劳和疼痛。当你还在医治或恢复的时候，你并不能最大化地发挥你的功能，你需要更多的休息、更多的关怀以及更多的帮助；而医治你内心、灵魂和自我的创伤（如果不是更甚，也）至少与医治严重的身体创伤一样痛苦。要记住这一点非常困难，甚至有可能是最困难的部分之一。然而，对于一个长期创伤的幸存者来说，其所面临的困难可能与其他人并不一样。对于那些在童年时期长期受到严重伤害的人来说，很有可能需要重新学习如何依恋他人——在成年期与他人建立基本的信任。这是一件相当困难的事情——观察任何一个 18 个月大的孩子和他的照顾者分离的情形，你就能明白其中的难处。而且你已经成人了，没有人会抱着你、摇着你、四处走动。你们中那些在成年期受到严重伤害的人将面临挑战，要找到自己的同一性，找回受创伤前的自己和你想成为的自己——你所知道的关于自己和自己的价值的一切。你可能会感觉自己的一部分已经死了，你可能想知道你能否重新找回自我。

在某种程度上，失败是必然的。回到前面所说的身体治疗的比喻，在治疗身体伤害时，你总是会尝试做一些超过你能力范围的动作，你会过分地逼迫自己，但这样一来，你可能会加重伤痛，甚至不得不重新开始。虽然我并不确定医治创伤或成长的过程会不会没有失败，但我保证一定会有倒退。因为你还会做那些蠢事，还会对某个人说同样的话，但是你再那样做的时候，你会带有一种不同的觉察能力。你能够更快地捕捉到你自己，再一次做那样的事情，会让你感觉不舒服而不是熟悉。在医治的旅程中，由于坚持而产生的失败也是一种学习，这与你试着学习任何东西并没有什么两样。我在 51 岁的时候重新学习弹吉他，我总是不断地犯错，这些错误都成了我的经验。当我犯错时，我会再试一次，甚至是两次、三次，医治创伤也不例外。在这个世界上，要想尝试一种新的生活方式，不犯错是不可能的。这个问题的解药就是同情和慈悲。如果一个孩子在学习弹钢琴，那你千万不要因他犯了错误而严厉地指责他，你只需让他再来一遍，坚持下去。

你可能听到过朋友或家人谈论他们不得不在手术或受伤之后接受物理治疗，他们会用一种听起来很有男子气概或狡黠的方式，在牢骚抱怨和幽默中谈论这一经历。他们会谈论他们的某位理疗师是何等"残暴"——要求他们竭尽全力去做康复训练，这让他们感到无比痛苦。

人们通常不会谈论心理治疗。有一种错误的观念认为，在经过一段时间的心理治疗后，你不会再感到难过，而是会感觉好一些，尤其是那些一开始感觉很糟的人。就好像你正坐着和一位和蔼可亲的老奶奶聊天或正在一张贺曼贺卡上倾诉着什么，而不是和一个受过训练来帮助你愈合、伸展和成长的人对话。

心理治疗和物理治疗并无二致，只不过它是通过语言而不是彩色的橡胶绷带来完成的。在这个过程中，旧的紧绷的习惯性肌肉被迫伸展，并找到新的运动方式。那些曾经被折断并愈合的心理骨头被重新打断和复位，然后慢慢地重新"投入使用"。所有这些工作都会使你感到痛苦，所有这些工作都需要"拉伸"。

这就是为什么别人说的那些陈词滥调特别令人讨厌，因为他们总是会问你："你感觉好一点了吗？"而你特别想大声喊："不，我感觉非常痛苦，我很焦虑，我正在尝试一些新的东西！"问题是，与物理治疗一样，感觉良好和感觉不好并不能真正告诉你什么——你总是会在恢复功能的过程中感到更加痛苦。我们会根据灵活性、韧性及运动的幅度来评估身体的健康程度，难道我们不应该用同样的方式来评估心理的健康水平吗？总有一天，我们会把心理强化看作和体育锻炼一样残酷且痛苦。当你看到有人正非常努力地处理他们的创伤时，你可以告诉他们："好样的，伙计，你会经历一种很奇妙的体验——医治创伤是很残酷的！"然后，你会看到他们不解的笑。你能够帮助人们改变对心理治疗的观点。

在坚韧的定义中，反对意见被认为是一种外来的力量，强调的是我们在面对他人反对的压力时，仍能坚持。而且你可能已经发现了一个事实——在你成长或改变的时候，在你的世界里，总是会有人"从中作梗"。这对于任何改变来说都是不争的事实，而不仅仅是创伤的愈合。出现阻碍的原因可能是改变来得太突然、太快或者还不够快。处理这种反对意见的关键在于交流。你不可能对所有的问题都有答案，或者你也不需要承担所有事情的责任，那些爱你的人也需要坚韧不拔，但无论你的问题是什么，你都可以承诺长时间地保持这样的交流和对话，告诉他们你重视这个问题，即使它还没有得到解决，甚至没能被理解。你可以告诉他们这个问题为什么重要，以及你希望通过解决这个问题得到些什么。有些人、有些团体或系统可能会阻碍你的康复过程，你也可能会因此决定暂时离开他们。你可能会意识到他们的反对并不是出于关心、爱或支持，因为他们对你的承诺并没有什么回应；你也可能会意识到，有些反对意见就只是反对意见，你完全可以从这些反对意见中抽身出来，开始自己的工作。

是的，有时候，反对确实是外部的，但从我个人医治创伤的经验来看，大部分反对声音都是来自内部。正如波戈所言："我已经看到了敌人，那就是我们自己。"你所面对的大多数反对意见可能都来自你自己——害怕改变，害怕面对过去，害怕一下子把它们全部装进脑子里。重复性创伤要求你建立一个防御系统来保护你自己，这些防护措施曾经非常重要，正是它们拯救了你的生命，保护了真实的你。而现在，你想要试图消除它们，并建立一套不同的、与当前而非过去相匹配的健康保护体系，毫无疑问，你将会遭受前所未有的、最强烈的反对意见。你多么希望这些反对意见来自外部啊！这样你就能够看到它们，并对着它们大声喊叫，潇洒地摆脱它们！而现在，所有你能做的就是去认识到坚韧是一个非常重要的盟友。

Chapter 14

安全感：安定下来，轻松呼吸

　　我住的地方离我攻读硕士学位的学院只有90分钟的车程，大多数时候我都是每天乘公共交通往返于纳蒂克与斯普林菲尔德之间。但有一天晚上，由于我很晚才离开学校，而且第二天早上必须很早就赶回来，因此我请求住在一个朋友的父母家里，他们住在离斯普林菲尔德不远的阿默斯特。虽然朋友的父母与我并不相熟，但他们还是很高兴地答应了。那天晚上，当我到他们家里做客时，朋友的母亲简为我准备了冷饮，并用土豆和鳕鱼做了一顿简单但却十分精美的晚餐。他们的房子舒适且宽敞，晚餐时的交流也非常友好，客房简直无比舒适。那天夜里，当我躺在床上的时候，我意识到在这所房子里，我不需要小心翼翼，也不需要留意任何事情，更不需要对任何事情负责任。当时，我整个周末都在一家为五名有情绪问题的青少年提供住宿的集体之家做管理工作。在这份工作中，我不仅要负责安全问题，还要负责其他所有方面，可以说是"日理万机"，因此我很少睡觉。但是在这所房子里面，有两个很有爱心的成年人会负责回复门铃、接听电话，并处理任何紧急情况。我也知道简和丈夫相处得非常融洽，他们彼此没有威胁，也不会争吵，绝不像我的原生家庭那样。当我安静地躺在床上的时候，我完全被那个夜晚我所感受到的莫大的安全感所震撼。这种安全感伴随着一种踏实的感觉涌上心头，使我深深地陷进了被子里——我陷入了我所能回忆起的最深沉的睡眠中。

从重复性创伤中生存下来，并不会给你任何安全感，而只会给你一种生存的危机感，使你时时刻刻都准备着跳起来逃跑，对每件事情和每个人都小心翼翼——恐惧成了你如影随形的伙伴。我不是在抨击生存，我只是说它迫使我们放弃了其他选择；虽然它给了你信心，但也带给了你持续的警觉和不安，使你精疲力竭。

安全感指的是休息的能力、安定下来的能力、轻松呼吸的能力，是专注于危险或死亡之外的其他事情的能力。正如朱迪思·赫尔曼（Judith Herman）在《创伤与康复》（*Trauma and Recovery*）一书中所说，"（医治的）第一阶段的中心任务就是建立安全感"。正如我一直在讨论的，准备阶段完全是关于安全感的——为了建立在医治创伤的工作中所需的安全感，并为你迎接未来的生活奠定基础，我们着眼于当下，建立必要的技能、资源和安全基础。

大本营就是一个安全的地方，在这里你可以放松地喘一口气，并修理或整顿你必备的一些资源。很难形容的一点是，在修复深度创伤、从长期持续的创伤中恢复的过程中，这种安全的地方有时指的就是一种实际存在的有形的地方，比如，你和你的治疗师或团体见面的地方。它既可以是一个房间、一间办公室，也可以是一个会议厅。它也可以是其他能够滋养你，给你带来宁静的真实场所，比如你喜欢的一个房间、一处自然场景，或者一个门廊（前院）。还有些时候，这种安全的地方指的是你和你的治疗师此时此地的关系，这是一种感觉，指的是你能够感觉到有人在绳索的另一端。有些时候，这种地方也指你一直珍惜、怀揣着的对某种关系的体验——你可以在脑海中想象这种安慰且舒适的关系，在这种关系中，总是会有一个温柔的声音提醒你"一切都会好起来的"。

正如我所描述的我在朋友父母家的经历，当把自己深埋在被子里时，安全既是一种生理上的感觉，也是一种心理上的感觉。我也发现，为了能够真正体验到安全感，我们需要将这两者联系起来。在我医治创伤的过程中，我曾用我的认知技能来练习想象安全的地方，并用自我对话来安慰自己——但这很少能产生生理上的效果，即让我的身体也体验到安全感。我的大脑已经准备好相信安全了，但是我受伤的身体并没有打算让它的警觉"告老还乡"。

这并不意味着获得安全感的练习——运用可视化或想象技术、自我对话以及正念之类的心理技巧是没有意义的。事实上，我认为，经历一段时间的练习之后，这些方法极大地帮助了我，使我感受到了与日俱增的安全感。然而，很重要的一点是，你要能够明白这样的练习在一开始并不一定会让你感觉到安全，它们只是我的经验之谈，曾帮助我进行过自我调节，而且它们可以贯穿整个准备阶段。安全感是医治创伤工作的结果，而不是前提。在练习获得安全感时，你可以先创造一个安全的环境——在思想、身体、精神、情感和人际关系层面——然后进行练习，把这种安全感吸收进来。

为什么这个地方如此难以描述？因为人类天生就渴望联结，我们从小就渴望在关系中找到安全感。当我们感到害怕时，我们会本能地向看护者寻求保护。事实上，在害怕时寻求联结也是婴儿形成安全型依恋的标志。

创伤粉碎了这样的联结，并破坏了与联结相关的安全感。因此，重建信任就成了治疗的首要任务。大多数创伤都涉及一个人对另一个人的行为——在这种行为中，关系的体验不是安全的，而是伤害性的。对于在孩童时期曾遭受严重伤害的人来说，很难去信任一种愿意帮助他们的、充满关爱的关系，并对这种关系产生安全感。在治疗越战退伍军人的过程中，我观察到了同样的现象，这些人觉得军方背叛了他们，但又不得不相信他们，以便通过退伍军人事务部提供的服务来进行治疗。

在这一点上，我想让你们知道的是，当你们在大本营工作的时候，当你们学习如何信任自己的绳索时，投身于建立安全感的工作和感觉到安全可能不会同时发生。学习再一次或者说有生以来第一次去信任他人，是医治工作的一部分，这既是一种要求，也是治疗的一个结果。当你学着去感受安全时，感到不安是很正常的。

我们通过把大本营描述为一个你能够随时回到其中进行休息或恢复的地方，来开始我们在准备阶段的讨论。安全感是一种状态，在这种状态中，我们能够创造出健康和成长。当你医治创伤时，你需要各种各样安全的地方——你需要具备多个安全感触发点。安全感的英文单词"safety"的词根来自拉丁文，意为"安全"（salvus）和"健康"（salus）。一个你首先需要关注安全感的地方就是你的身体状况。你的身体现在如何？有什么感受？你需要做什么才能让自己的身体感觉更舒适？你上一次看初级保健医生或做身体检查是什么时候？你的饮食是否足够营养、健康？你睡得好吗？你会像照顾你爱的人那样照顾自己吗？安全感是我们治愈自己的身体、心灵和精神所必需的环境。

从定义上来看，创伤就是感到无助或无力。在治疗创伤的过程中，重要的是要让自己保持安全和感受到安全。有时，我们不得不绞尽脑汁、矫枉过正地去让自己感到安全（即使在逻辑上我们已经是安全的）。举例来说，在我个人的医治过程中，有时我会发现躲在一条毛毯下面——让我的身体躲起来，我更容易开口说话。对我来说，这是一种能感觉到受保护的方式，也是一种可以控制自己暴露程度的方式。我的一些来访者必须坐在靠近门口的地方，而且必须让大门敞开着，还有的人会选择在室外一边散步一边会谈，而不是在办公室里。我也遇到过一些青少年，他们必须戴上墨镜才愿意和我说话。所有这些自我保护和获得安全感的行为都没有永远持续下去。一些持续了几周，还有些被断断续续地使用了好几年，作为一种减轻焦虑的方法，它们能够使你顺利完成一些困难的工作；但当它们不再产生促进作用，相反还妨碍联结或正式工作时，就会被丢弃，就像自行车的辅助轮一样。

你需要以你觉得舒服的节奏工作，并对要讨论什么、讨论多少有一个明确的认识。你的向导并不会以超出令你感到舒适的程度来催促你更快地前进，而且如果他们认为你可能会感到不安，那他们就会引导你放慢脚步。

Chapter 15
准备阶段一些有用的练习

让我们回顾并澄清一些有助于你的准备阶段工作的练习。从某种程度上说，在准备阶段为你提供最佳支持的练习就是我所说的"工作之前的工作"。很久以前，一位同事曾用这个短语来描述在个体看到或了解某些工作之前必须要发生的重要工作阶段或变化。我大学毕业后的第一份工作是在杰曼·劳伦斯（Germaine Lawrence）——一家为年轻女孩提供住宿治疗的机构，在那里，那些"工作之前的工作"特别受重视；在那里，他们让我明白了那些无声、微小的行动所蕴含的价值和重要性。

这个机构在它的员工身上投入了大量的时间，这就意味着对我们的要求很多：我们必须每两周参加四个小时的培训，无论是工作日还是休息日，这就是"工作之前的工作"。他们不仅培训我们做什么，还帮助我们与我们所做的那些影响女孩们的事情建立联结，并帮助我们理解为什么这一点很重要。他们解释说，当女孩们提一些小的要求时，比如想要一杯水，然后我们给了她们，那么我们就是在帮助她们重新建立信任，因为我们让她们意识到自己可以要求一些东西，并得到满足；而当我们为她们拿来一块凉毛巾时，我们其实是在帮助她们体验被关爱的感觉。我们的工作是帮助那些来自充满暴力或混乱的家庭的女孩，我们需要在一致和持续的工作中，一步一步地帮助她们重新学习信任的能力。在杰曼·劳伦斯，作为儿童关怀工作者，我们所做出的微小的行动并不被认为是不重要的，它们被视为治疗的主要动力之一。我们在宿舍里的工作为治疗师要做的工作提供了一个坚实的基础，创造了一个可靠且安全的地方。在日常生活中，女孩们和我们在一起越安全，她们就越有可能治愈自己的创伤。这不仅仅是个理论——实际上它已经成了事实。我看到女孩们的能力在突飞猛进，她们可以再次依靠成年人，并迅速地成长。在进入这个项目的时候，她们都身着"女汉子"的盔甲，满脸写着"我不需要任何人，也不需要任何帮助"。然后，慢慢地，她们开始允许自己要求一些东西。通常，她们会先粗声粗气地说："给我一杯牛奶！"然后，她们的语气和态度会逐渐变得柔软。如果我没能认识到我与她们之间的所有互动也是一种治疗，那我可能会误解这些女孩的许多要求——可能会把她们视为粗鲁、固执或能力不足的人，而不是去软化她们的自我防御。我学会了真正去欣赏我工作中那些微小的行动，也感觉自己为医治那些女孩的工作做出了贡献。我也认识到，治愈创伤所需的工作远比大部分人想象的要复杂，我也明白要去欣赏"工作之前的工作"。在某种程度上，我深刻地认识到，一天当中的其余时间对于她们的康复来说，与提供给她们的一个小时的治疗同等重要。我意识到，医治创伤其实是有关创造一个医治环境的工作——它不仅仅是治疗师说了什么，或者他们开了什么药。这听起来可能会让你感到有点混乱，因为我前面说你不可能独自治愈创伤，现在却又强调在你接受治疗的过程中，一周当中的其他时间和你的治疗时间是同等重要的。从重复性创伤中恢复有点像为你的心灵上音乐课。你需要找个老师教你如何演奏乐器，但是一旦你学会了新的音阶或音符，你就必须不断练习，这样你就可以不断地强化你的技能。在准备阶段，任何能够帮助你建立自我觉察、加强你的资源，使你能够信任治疗关系、体验到安全感的事情，都将支持你的准备工作。

我建议你在工作中首先要做的事情之一，就是练习静坐。这甚至可以说是进行冥想或正念前的步骤，事实上，这就是一个简单的学习安静地坐在那里的练习——不做任何具体的事情，仅仅以一种让你感到舒适和安慰的方式坐着，我把它称为"安静之所"。安静之所并不是一个新概念，几乎所有有组织的宗教都有这种静修的概念。祈祷和冥想就是常见的例子，它们已经存在了数千年，因为它们对于加强宗教信仰是有益的。但是静修对我们的治疗有何用处呢？为什么要这样做？从我的角度来看，无论你选择如何使用它，静修都好比让潮汐突然停止——突然之间，所有隐藏在水面下的、为整个海洋提供养料的生物，都清晰可见。当水被搅动起来的时候，水面下的生物你是看不到的；但这并不意味着它们不存在，而只是意味着你看不到它们。当水面静止的时候，你就可以看到并欣赏它们，更好地去感受水下的生命。而且我们都知道，海面会再一次波涛汹涌，在这个星球上没有哪个海洋会永远处在同一个水平面上——潮汐此起彼落，风也会搅动海面起伏不定。但是，对于我们这些已经学会了制造"波浪"的人来说，学习去创造静止是一种重要的平衡，因为我们所有的嗜好和忙碌使我们远离了水面下的丰富生活。

本着这种精神，或许你需要找一把舒适的椅子，或者用一个毛毯把自己裹起来，或者你也可以选择坐在门廊或阁楼上——没有一个所谓的正确的地方。如果你需要音乐让你自己更平静或舒适，那也是没有问题的。没有歌词的轻音乐，可能是最好的，这样你可以更有意识地觉察自己的话语；但是要记得，"警察"将不会在你的门口出现——只管做任何对你有益的工作。在我的冥想小组中，我会建议青少年们"选择任何让自己觉得舒适的姿势"，现在你要做的只是去练习安静和静修的体验，稍后你可以尝试更正式的正念／冥想练习；但现在的目标不是姿势，而是通过练习静坐为自己创造一种状态：让自己与那些浮现出来的东西同在，无论它们是什么。

我在研究青少年和成年人的过程中发现，无论他们是在童年时期受的创伤，还是其他情况，学习静坐对他们而言都是一项艰巨的任务，应该将其分解成更小的步骤——我喜欢将其想象成静坐的"辅助轮"。如果静坐对你来说非常困难——你发现自己的思绪在飞奔，或者焦虑水平在升高，那么从一条更有结构的道路开始进入安静的世界可能是很有帮助的。我建议你使用一些引导性的冥想录音带，参加一些瑜伽课程，或者使用一些有指导语的想象技术或一个正念练习的 App。增强你的结构感，可以帮助你感觉更踏实。

让我来教给你一些实用的、能够帮助你建立安静肌肉的技巧吧！有些人在开始学习如何与自己相处时，只能忍受 30 秒的完全安静状态（在没有指导的情况下）。如果你只能安静地坐一分钟，那就坐一分钟吧，然后在接下来的一周增加 15 秒，或根据那些能够帮助你放松的音乐片段的时长去静坐。那些从来没有被使用过的安静肌肉，就好像从来没有走过路的萎缩的腿，你需要慢慢且小心翼翼地使用它们，才能使它们得到康复；但是，当你能够使用它们的时候，那是一种多么了不起的成就啊！

"没有一点儿用，什么都没有发生！"这是一种很常见的反馈。安静的时间并不是要让一些事情发生，也不是要让你变成其他人，或变得更好、更阳光，或任何特别的东西——它只涉及让你去观察在当下有什么事情发生。它是非常基础的，有时甚至会让你感到无聊，这是很正常的。你是否听过一个孩子讲述他在学校的一天？他总是不停地说，而且通常都是自言自语地重复。尽管你非常努力地听，但还是不知所云，不能真正理解发生了什么。这就像坐在那个安静的地方——重点不是故事的内容，而是在场去倾听那个故事，并与那个孩子的经验相联结。而我要求你做的就是去与你个人的经验相联结，无论它是什么。没有一个所谓的正确的方式，也没有表演的成分。随着时间的推移，这种情况将会发生改变。一个能够讲故事的孩子会逐渐对自己的表达能力产生信心，随着时间的推移，他的表达会变得更加清晰，也更有意义。同样的事情也会发生在你的身上。

安静之所涉及坐在一个安全可靠的空间里，它涉及与你自己建立一种关系。多年来，我注意到，在我的工作中，尤其是与那些生活在复杂环境（如寄养家庭等）中的儿童来访者打交道时，人际关系就像一个安静的地方，非常基础，但并不容易。值得信任的关系实际上就是一段时间内持续的、良性的出席，即使是最严重的不信任也会为这种强大的力量让路。就像水或风会侵蚀岩石一样，随着时间的推移，持续出席几乎会被我们忽略，但它却是变革性的，这就是语言的练习所切入的地方。你必须每天都找时间去你的安静之所，也许是一天一分钟，也许是一天40分钟。有些修道士可以持续三年这样做，但即便如此，他们也不得不从某个地方开始。所以安静之所是你需要为自己创造的一个舒适的地方，它允许当下的任何事情发生，也允许你每天在其中进行练习。

除了这些安静之所，准备阶段也是一个很好的机会来尝试其他让你感到放松的活动或经历。在解离的过程中，你需要能够坚定地依赖一些安抚自我的练习。玛沙·林内翰（Marsha Linehan）在研究辩证行为疗法时谈到了如何用五官来放松——这是一种真正有效的方式，可以让你开始尝试那些你认为可以安抚自己的东西，以及那些能帮助你感到舒适的视觉图像。我在手机上保存了很多照片，当我需要从不舒服的状态切换到更舒服的状态时，我就会查看它们。还有一些人发现制造白噪音的机器或播放自然声音的机器能帮助他们感觉更放松。准备阶段是进行各种尝试的一个好时机，你可以播放不同的音乐或声音，并注意它们对你的身体、你的思想和情绪产生了什么影响。通过这种方式，你能够了解哪些事物能够安抚你和你的自我觉察。有了这些对声音的感觉，你就可以对一些音乐播放列表或正念录音带，或一些手机 App 进行试验。你可以尝试在有音乐和没有音乐的情况下散步，看看哪种情况会让你更放松；你也可以尝试那些能够安抚你的触觉的东西——毛茸茸的毯子、厚重的毯子、热水浴，或者坐在外面凉爽的微风中。如果你感觉很舒服，那你也可以尝试一些按摩或其他触摸疗法，看看它们是如何影响你的舒缓状态的。你也可以看一看有哪些东西能安抚你的嗅觉，有哪些你喜欢吃或喜欢喝的东西，对你来说能起到抚慰作用。这些都是有关尝试和觉察的事情——留意什么能支持你医治创伤，而什么对你是无效的。

这也是一个让你能够去试验哪些事情会推动你在医治过程中出席会谈的时间。从字面意思上理解，就是去了解哪些事情会帮助你出席会谈，比如一张你能够管理的日程表、有人能帮你照看孩子、有足够的预留时间，这些都有助于你能够按时赴约。但是一旦到了那里，有哪些东西会帮助你把自我带进那个场景中呢？这类似于前面讨论过的内容——什么东西能帮助你放松下来？前面我提到过，有的孩子需要躲在毛毯下面才能够开口说话，还有的来访者会在第一次见面时带上他们的配偶。当我与那些难以进行眼神交流的青少年合作时，我通常会让他们戴上墨镜，这样他们就能在了解我之后调整自己想要呈现的形象。虽然这本书主要是面向来访者的，但我还是想说，治疗师能够帮助来访者出席的最重要的方式，就是按照后者所处的阶段和位置去与他们见面——以他们的能力程度开始对话，结合他们的需要，把他们带进这个房间，带入你们的对话中。

作为治疗师，你可以让他们来设定会谈的日程表。这并不等于说治疗师要做一张白纸或者完全沉默。我曾经和一位来访者一起工作了六周，在那期间她只说了一个词，就是"词"。我也和那些从来都不说话，甚至花了一年时间才开口的孩子一起工作过，他们习惯于用沉默来保持安静。有些来访者需要沉默，他们随身携带着"沉默"这个东西。但是沉默和风一样，有着各种各样的形式。我也遇到过其他类型的儿童来访者，他们非常吵闹，也非常健谈，但事实上他们并没有说出什么东西。特别是在我工作过的那个社区中，可以看到有一些家庭就是在那种"沉默的行为准则"中生存下来的。他们的对话、他们的交流，简直是一种流利的交流式的沉默艺术。看起来你们是在进行对话，但实际上你们什么都没有谈。青春期的孩子们通常都特别擅长这种交流式沉默。他们非常擅长用类似这样的回答来回应所有的问题："没事儿""很好""不太多""奇怪""可能""是啊"。绝大部分情况下，他们事实上什么都没有告诉你。

我的那些成长于沉默准则下的儿童来访者需要一些闲聊来让他们在我面前感到放松，而不必感到像在聚光灯下那么紧张。我认为，长久以来，沉默都被教导和理解为一种不"咄咄逼人"的手段、一种不干扰别人说话的能力；但沉默并不总能让人平静，如果你不习惯它，或者觉得它很危险，那它可能会很搅得你"不得安宁"。那些多年来远远躲开恐惧的人需要逐渐接近它们——沉默看起来就好比怀揣着他们最深的恐惧躲在一个锁着的笼子里。

在心理学领域，常常有很多关于沉默的讨论——它到底意味着什么？在什么时候可以使用它？但我觉得这些讨论和理解都过于字面化，我认为，无论你是来访者还是治疗师，理解沉默的需要都是很重要的——沉默有什么作用？什么是沉默？它如何服务于治疗和成长？如果你是一位来访者，那沉默会为你提供保护或空间。你用沉默来保护你的真相，不让别人听到，更重要的是，保护你自己免于"不得不"听到它们。任何形式的沉默都意味着你还没有准备好去处理这些真相，而沉默能为你提供这样一种空间，一种让你能够自由自在地做自己而不需要被迫成为任何其他人的空间。它就像一张干净洁白的床单——你可以在其中伸展开来，把事情弄清楚。

但我认为，第一个错误就是我们认为沉默就是不出声；相反，我觉得把它看作休息更有用——把它当作一种你可以在其中放松的空间，就像一个吊床，在那里你会感觉到安全、平静或者有趣，就好比小婴儿在小小的背篓里，看起来很开心的样子。我之所以关注这种休息状态，是因为一个放松的大脑就是一个思考并学习的大脑；一个放松的大脑可以获得更多的视角，也可以治愈创伤。有时候，确实是真正的沉默在起作用，而有的时候，却是那些看起来和沉默最遥不可及的事情在帮助你应对这项工作。我突然想到，之前我有一个很艰巨的写作项目，在那段时间，我曾跑到咖啡厅去写作，这样我的大脑就可以在咖啡店喋喋不休的白噪音中得到休息。每个人都需要一种不同的方式来找到让自己的大脑可以放松的地方，让大脑处于成长、交流、创造或治愈所需要的状态。我发现，对于那些经历过创伤的人来说，提升自己如何被倾听、何时开口说话的能力不仅重要，而且是治愈的一大要素。

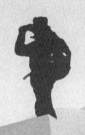

第三部分

解离阶段

我们以为重点是通过考验或者攻克难题，但事实上，事情并没有真正得到解决……它们汇集到一起，然后又瓦解掉。

佩马·查德（Pema Chödrön）

摘自《当生命陷落时——与逆境共处的智慧》（*When Things Fall Apart: Heart Advice for Difficult*）

Chapter 16
解离：有目的且有支持的分解

20世纪60年代，阿斯旺大坝造成了纳赛尔湖水位的上升，这使得公元前13世纪拉姆塞二世在阿布辛贝建造的两座寺庙不得不迁移。这两座寺庙由一座巨大的庙宇和一座小庙宇组成，前者的正面是60英尺高的国王的巨型雕像，后者由四尊拉美西斯和两尊奈费尔提蒂的巨型雕像组成。为了防止寺庙被纳赛尔湖淹没，一个跨国、跨机构的团队共同制订了一项计划，这项计划要耗费大量的时间来规划和准备。正如第二部分中所描述的，准备阶段有助于从创伤中恢复，因此，"我们需要进行大量广泛且密集的地质和岩土工程调查，并确定砂岩内部应力和裂缝位置"。首先，在拆除寺庙时，为了维护其完整性，工作人员把稳定的钢脚手架放在内殿的房间内，在每座寺庙的正前方设置了临时填埋场，并挖掘和移除庙宇上面的所有岩石。其次，人们从各个有利的位置对这两座寺庙进行了大量的描绘，这样移动的寺庙将与基本点保持在同一位置：在每天的同一时间，阳光将照射在雕像脸上的同一点。这些描绘将允许这些石块被切割，以便工作人员评估它们的尺寸和重量，以及它们能够被用作什么——例如雕像的面部；但是当准备工作完成后，这个团队想出了一个办法，那就是把寺庙的正面和寺庙的墙壁都切成大块。"雕像的面部尽可能保证完整，尤其是脆弱的地方，柱顶过梁和挑檐间的雕带也不分开……几百年来，圣所的天花板依照拱门的基本原理固定在一起，一直没有坍塌，这些天花板将会被慢慢地切成小块并储存起来，以便其将来可以继续保持拱门的作用。"最后，这些石块中最小的都重达20吨，每个小块都被编号并存储。这些石块被移到更高处之后，两座寺庙被逐块重建。这绝对是需要精雕细琢的工作。

解离阶段是重复性创伤医治周期的第二阶段，位于准备阶段之后。我知道解离（Unintegration）是一个冗长且有点笨拙的单词，但它比我所能找到的任何其他词都更适合表达这种体验。解离并不意味着瓦解，相反，它形容的是有目的且有支持的分解。在阿布辛贝的两座寺庙就是被解离的——它们并没有瓦解，也不是被推倒的，它们是被拆解开的。依据墙壁的弱应力点以及工具震动的力度，它们被小心翼翼地拆解开来，这样它们就可以再次重建成一个整体，成为一个更强大的状态。在转移的过程中，每一个被移动的小块都通过加固和非常仔细的检查而得到加强，而且，无论任何地方需要修复，专家都会再次加固它。解离是一个非常重要的阶段，它既与分解有关，也与加固有关。所以让我们花时间来了解一下解离吧，来认识这个医治创伤的重要阶段。

我第一次知道"解离"一词，是在阅读温尼科特博士（D. W. Winnicott）的作品时。温尼科特以他对母亲和儿童的研究而闻名，他用这个词来描述大多数婴儿或儿童经历的健康发展的一部分。在温尼科特看来，解离是非常重要的，因为它是让孩子感觉到放松或足够安全的一个空间，让儿童不再感到需要紧紧地蜷缩成一团，并允许所有组成这个孩子的部分——已经坚固的部分、还在成长的部分、那些刚刚进入学习边缘的部分，以及所有的感觉、想法和经验汇集成一体，这样孩子就可以体验到自己的完整。他描述了一个非常典型的情景：一个蹒跚学步的孩子倚在他母亲的腿上。在我的侄女杰西两岁的时候，我目睹过这样完美的场景。在一天快要结束的时候，她坐在我弟媳的腿上，听大人们交谈。她刚刚洗完澡，裹着一条浴巾，她那蓝色的眼睛一会儿看看我们，一会儿打打瞌睡。她被抱在怀里爱抚着，但却不是大家关注的焦点。用现代的说法，她就是在"待着"。

温尼科特把解离定义为一种休息状态。精神科医生马克·爱普斯坦（Mark Epstein）写过有关疗愈和佛学的文章，他把这种休息状态比作冥想——一种倒空自己的状态。在某种程度上，你会看到这种休息状态既是同在的状态——即与当下发生的所有事情融为一体，又是倒空的状态——你没必要成为某种特定的东西。你允许自己将自我的所有部分带入一个地方——到自己的吊床里面休息，而无须"振作"成一个整体。而支持这种体验需要你拥有一个抱持性的环境。

在儿童的经验里，这种抱持性环境就是父母或照顾者及其所提供的安全空间。对于医治创伤的人来说，这种抱持性环境就是你和你的治疗师、向导或者治疗团体所形成的关系。正如在第二部分——准备阶段的部分中所讨论的，这种抱持性环境可以创造一个安全的，让你可以信任、依靠的空间。在那里，那条攀爬的绳索被连接起来，既不太松也不太紧，就像温尼科特所形容的那样，那里是一个你可以休息，并让所有的碎片都汇集于一体的地方。

到目前为止，有关把解离比作一个休息场所的描述听起来是非常令人舒服的。它不仅是指一种使你所有支离破碎的部分重新组合在一起的状态，还涉及一种被支持并成为一个整体的体验。这就是为什么温尼科特对正常发展过程中解离的描述和对创伤治疗过程中解离的描述会不同。两者的行为和活动是相同的：依靠那个抱持性环境，允许你的所有部分被分解，这样它们才能再次整合到一起；然而这样的经验却是有着迥然的区别的。在一个健康的发展过程中，解离可能让人感觉像是在做白日梦，但在创伤治疗的过程中，在大部分情况下，解离都感觉像是一场危机。

在准备阶段，你非常努力地巩固强化自己内在的力量以及与治疗师之间的关系，以让自己感到安全，你现在可以依靠这些安全感来谈论你的创伤、你的感觉以及你当下的体验了。你甚至还可以花一些时间来谈论是什么限制了你交谈的能力。所有这些安全感、这些强大的抱持性环境会允许你彻底卸下那些你用来保护自己的东西——你可以拆掉一些墙壁了。

这就是解离的讽刺之处：让你感觉糟糕的并不是危机，而是安全感。正是这种安全感让你能够去做那些会让你产生危机感（或真正产生过危机）的工作。当你允许这些碎片被分解时，你可能会感觉自己也在解体，因为你依赖这种安全感。温尼科特将解离——一个为了重新联结而分解的状态——与瓦解做了对比。瓦解并不是一个有计划的分解，而是在危机中的沦陷与崩溃；解离指的是当你感到足够安全去重温一个过往的危机时，你会经历的分解，而瓦解指的却是你在当下的危机中或在一种招架不住的状态下会经历的崩溃，就好比天塌下来了一样。

让我们来看一些有关瓦解和解离的真实案例吧。我将从瓦解开始，和你分享斯蒂芬妮的故事。她前来见我是因为她深陷焦虑之中，难以应对她的大学学业。在我们第一次见面时，她解释说她经历过童年创伤，而且之前在一个治疗师那里接受过帮助。她想先关注一下自己的焦虑症状，以及作为一名大学生可以如何更有条理地生活。在最初的几次会谈中，我们一起制定了一些自我关怀的方法来帮助她应对焦虑，并为她的学业制定了一些结构化的策略。这样的焦点与准备阶段的工作非常匹配，考虑到她高度的焦虑以及她的创伤史，我们一开始把重点放在这些方面是正确的。但是在接下来的那周，斯蒂芬妮并没有如约而至。几天之后她给我打来电话，说她因服用了过量的治疗多动症的药物而被送进了急救室。她还说她有可能被赶出公寓，因为她让那个长期酗酒且拒绝分手的前男友搬了进来，她还担心她很有可能会挂科。斯蒂芬妮至少在三个方面处于危机之中。由于这些当下的危机，她已经处于一种崩溃瓦解的状态。这些不是过往的危机（即使这有可能会触发或复制她过往的经验），而是当下的危机。因此，她现在的治疗工作不是处理创伤，而是稳定自己的生活。

现在让我们来看看凯莉的故事，对比了解一下解离的概念。

凯莉一开始来找我是因为她患有非常严重的进食障碍，我们花了将近两年的时间来帮助她解决饮食和体重问题。她经常会取消她的预约，但随着她的进食和体重问题逐渐稳定下来，她开始越来越积极地参与会谈，也能够和我讨论她不愿意重视和我的关系的原因。她也逐渐能够更多地谈论导致她饮食失调的问题，其中包括童年所受的虐待。在她持续出席会谈以及我们探索了她的儿童期经历后不久，她宣布她将要搬到丹佛，那里有一个朋友会帮助她找到工作。我问她为什么要搬走，她只是说她"必须离开"。在接下来的几次会谈中，她开始谈论自己在谈论童年时出现的恐惧和愤怒：对发生在她身上的事情的愤怒。但除了愤怒，她还发现，她离我越近，就越害怕我会像她父亲那样离她而去，因此她说她想要先离开我。

凯莉已经学会了通过依靠治疗关系来解除她的自我保护机制，但是之后她开始感受到自己在童年时所经历的那些危机，这就是一个解离的例子。通过分享她的历史，并依靠我们的关系，她体验到了一种对于被抛弃的恐惧，这种恐惧伴随着对创伤史的回忆而来，这就是一个在当下显示出来的过往的危机。因为她正处在一个足够安全的环境中，她能够拆除自己的高墙，也足够安全来允许自己去感受这些过往的危机。作为她的治疗师，我的工作就是帮助她在不制造新危机的情况下度过这些过往的危机。我们讨论了她的搬家计划，并商定让她推迟一年再搬迁，而凯莉也同意再参与一年医治工作，然后有计划地稳步过渡到丹佛。

然而，问题在于，瓦解和解离给人的感觉是一样的，在它们发生的时候，我们通常很难分清到底是瓦解还是解离。你进行医治的目的是想要治愈创伤并让自己感觉好一点，在最开始的时候，你确实会感觉很好，但是现在你发现，自己越努力，感觉就越糟糕。这种经历常常会让人们想要放弃治疗——如此努力工作，感觉反而更糟而不是更好，这的确是一种挑战。在某种程度上，有时我很想知道，是不是我们这些在心理学领域工作的人，在帮助别人理解这个过程方面做得不够到位，导致他们没有真正明白医治创伤的体验究竟会如何。很多人在进入解离阶段后都会感到慌乱不堪，甚至认为是自己做错了什么。

解离并不是由于你做错了什么而产生的。事实上，它恰恰是事情进展顺利的真实信号——你在努力工作，而且已经在自己的生活以及与治疗师或团体之间的关系中，创造了一个安全可靠的平台。解离的发生是因为你感到了足够的安全，可以开始修复过往的危机。没错，解离确实会让你感觉像在经历一场危机，但它是一个有计划的危机。在这场危机当中，你通常能够努力工作，做你需要做的事情，使自己感到足够的安全去让分解自然发生。这是一个可衡量的危机，因为你能够看到自己将要承受的压力；这也是一个有支持的危机（我知道这听起来有一点矛盾），你不再像你曾经经历创伤时那样无依无靠，相反，现在你有一个支持网络来帮助你在这片水域航行。

但是所有这些工作——计划、关怀、照顾以及支持——都不会让人感觉舒服或良好。事实上，它们通常会让你感觉很糟糕。这个阶段的感觉就好像一种真正的背叛，没有什么能真正让你准备好来体验它。前一分钟你可能还在坚实的地面上行走，下一分钟，砰的一声，你就会旋转陷落、仓皇失措。有一些迹象能够证明你正处在这个阶段：你可能会感觉很不舒服，或者找不到任何让自己舒适的方式，你感觉一切都不对劲；你会胡思乱想或烦躁不安，即使没有什么明显的原因，似乎没有什么事情会让你感觉好一点。就好像昨天你感觉自己还能"扛"，今天就泄气了一样，没有什么能让你为这种状态做好准备。与其说是你选择进入它，不如说是它"自动"发生在你身上，这几乎就像当你的潜意识感觉足够强大且能够支撑时，它就会驱使你去冲锋陷阵。你并不知道它什么时候会到来，这个阶段会在你毫无防备的时候从天而降，而且由于你是一名创伤幸存者，这恰恰是你最讨厌的事情。

这段经历更加令人困惑的是，你在准备阶段的所有努力可能已经让你的生活比以往任何时候都更加稳定、丰富了；你的成瘾问题可能已经解决了，你也可能有了一个更平静、安稳的生活，有了一份薪水更高的工作——你的生活看起来很好。因此，你可能会问："为什么我突然就失去平衡了呢？"

解离就像是打开了你情感世界的垃圾抽屉。多年来，只要是你不想思考或感受的事情，你都锁进这个抽屉里，现在你把它打开了，里面的东西全都跑出来了。大多数情况下，跑出来的都是那些让我们感到恐惧的、我们不善于应对的情绪。对很多人来说，它们可能是悲伤、抑郁或脆弱；而对另外一些人来说，则可能是愤怒或生气；但对于几乎所有经历过创伤的人来说，它们通常却是绝望和羞耻。在解离阶段，你会缓慢而小心翼翼地把每件东西从抽屉里拿出来。

支持解离阶段的状态和我们在第 11 章中所讨论的正念练习比较相似。记住，进行正念练习对于创伤幸存者来说是不容易的。它虽是一剂治愈的良药，但却需要适量服用。正念状态下的宁静和治疗关系中的宁静有许多相似之处。在正念练习中，你本质上是在享受和自我的关系；而在解离阶段，你享受的是你和他人建立起来的实际的治疗关系。在这两种情境下，你都是在享受或休息，就好像躺在一个吊床里，享受着安全感和平静。在正念 / 冥想和解离的状态中，我们都毫无保留地暴露于所浮现出来的任何事物中，也就是在环境中处于"静止"状态。与我在提及正念时所说的一样，当一名创伤幸存者安静地坐在那里的时候，他通常会暴露于自己曾经经历过的那些痛苦的经历中。对那些生活相对平静的人来说，解离的体验有时会让他们感到相对愉悦；而对那些曾经经历过重复性创伤的人来说，解离的体验在一开始甚至很长一段时间内，都会让人感觉特别不舒服。对一些人来说，当水面变得平静且清澈时，他们能看见海星；而对另一些人来说，他们看到的却是鲨鱼。

Chapter 17
认识依恋：认识我们的避风港

在第二部分中，我们讨论了和治疗师或向导的关系，并开启了关于信任以及如何建立信任的对话，现在我想更深入地探讨这个话题。当你一开始进入你的医治之旅时，你得到了帮助，一切看起来是那样简单。你面前的这个人正在帮助你，而你也是一个成年人，这能有多难呢？事实上，这是一个非常好的态度，值得你保持下去。一开始，你确实会感觉非常舒适，也感觉备受支持；但是现在，到了解离阶段，你可能会发现那些之前看起来很简单的东西，开始变得异常复杂。你可能会感觉谈话和信任变得无比艰难，或者你可能会对治疗和治疗关系变得如此重要感到惊讶或不知所措——为什么这个人或我的感受会耗费我这么多时间、占据我这么多空间呢？为什么我要信任一个会让我感到危险或惊恐不安，而不是帮助我的人呢？在第二部分中，我们谈到了安全感的必要性，以及在你的生命中，在你和治疗师的关系中，创造安全的经验是何等重要；我们也谈到，它并不像听起来那么容易——在你试图医治创伤时，安全的经验和安全的感觉并不总是相伴而来。矛盾的是，信任确实会让你感觉到不安稳或者危险。所以在解离阶段，我们要看看我们是如何在关系中认识安全感和联结的，以及它们是如何受创伤影响的。

你如何才能学习或者重新学习建立安全感呢？你如何才能建立健康且让你感觉舒适的关系呢？你如何才能运用自己与别人的联结来强化自己平静、抚慰和稳定自己的能力呢？为什么治疗关系对于从创伤中恢复是至关重要的？这些问题的答案集中在一个领域，那就是依恋。人们对依恋已经有了完整的研究和调查，但我不打算在这本书里讨论任何有关依恋的内容；然而，我想让你知道这个概念是从何而来的，以及依恋的组成部分是如何支持你医治创伤的工作的。

有关依恋关系的研究工作起源于第二次世界大战之后，当时心理学家们开始研究那些战争期间与父母分离的孩子的后遗症。在此之前，儿童发展心理学——研究我们是如何变成现在的"我"的——并没有真正地研究真正的儿童；相反，发展心理学家们使用的是一种类似于后视镜的方式，他们通过观察成年人是如何记忆自己儿童期所面临的挑战来进行研究。但是在第二次世界大战之后，新生代心理学家们开始观察真正的儿童以及他们面临的困难，并且开始明白一些根本性的东西——关于我们是如何组织自我和我们的关系，以及如何看待这个世界。

约翰·鲍尔比（John Bowlby）就是其中一位心理学家，他研究了那些被安置在关怀中心、远离父母的儿童。你可能会记得，第二次世界大战期间，英国伦敦的父母把他们的孩子送到了乡下去和其他家庭一起生活，或者送到儿童之家。父母们这样做是出于所有最好且最有希望的理由：他们想保护孩子免受战争的危险和恐怖。然而，事实证明，这些与父母分离并被送到乡村的孩子，比那些和父母待在一起但经受了战争暴行的孩子更痛苦。研究显示，有些东西对于我们的成长健康和我们承受压力的能力既是基本的又是非常必要的，而它们恰恰是我们从最初的关系中获得的。这就引发了对依恋的研究，并延续至今。

我们把依恋看作我们的关系以及联结，也就是我们通常所说的亲密关系。但依恋远不止这些，依恋其实是一个运行在我们内部的完整系统。我在上高中的时候参加了一个计算机编程班，那还是计算机的黑暗时代，紧挨着计算机教室的房间里全是超大的计算机主机。它们不是 iPad，它们是别克。我们学习用 BASIC（适用于初学者的多用途符号指令代码，一种非常简单的计算机语言）来编程，解决数学问题，并开发一些初级的计算机游戏。

那是一个没有个人电脑的时代，我去上大学的时候还带着我的高中毕业礼物——一台奥莉维蒂牌的电子打字机。我主修德国文学，所以就把计算机抛到了九霄云外，直到多年以后当我跨专业进入心理学领域的时候，为了写硕士论文，我不得不进行编程并处理我自己的统计数据。于是，我坐进大学地下室的计算机教室里，手里拿着两本手机大小的 SPSS（当时的统计软件）手册，编写电脑程序。除了高中时学习的 BASIC 外，我对计算机语言一无所知，但我发现，只要对计算机的工作原理有一个基本的心理框架，我就可以解码任何计算机程序——即使我必须使用帮助屏幕来做这件事。BASIC 提供了一个框架，让我能够明白计算机是如何"思考"和反应的。当有一些东西出现问题时，我知道去哪里查找，也知道它在寻找什么指令。BASIC 让我能够了解计算机的期望以及如何用它解决问题，即使我不确定自己需要做什么。

一种理解依恋的方式就是把它看作人类操作系统的一种 BASIC 语言。它是一种有关关系和情感的操作系统，所有其他系统都建立在它之上。就像你的电脑一样，当一个操作系统出现问题时，其他所有程序和进程都会受到影响。如果你把依恋看作一个操作系统，那你就能够理解为什么几乎你医治工作的每一个方面都既取决于它，又深受它的影响；你也能够理解，为什么你的那些更困难的症状明明已经好转——你不再有那么多的闪回记忆，睡眠也更好了，你也还是会觉得一些东西仍然很困难，比如你的关系或你的心情。理解依恋的核心功能可以帮助你理解为什么重建信任以及你的自我协调系统会如此困难，但却非常值得。依恋是一系列贯穿人类进化和历史的过程，它既是安全系统，又是自我协调系统。在理想的情况下，你在婴儿期和幼儿期会形成一个安全的依恋系统，然后这个系统会形成贯穿你一生中所有未来关系的蓝图或框架，使你能够调节你在压力下的情绪，并形成一般世界观。

那么这个依恋操作系统是如何工作的呢？创伤是如何影响这个操作系统的呢？就创伤而言，在最基本的层面上，你需要明白，重复性创伤会粉碎你对信任和关系的体验。创伤首先是一种极端无助的体验——在惊吓、恐惧或身体受到威胁的时刻，感到完全孤立无援。这种经历不仅会破坏你对他人的信任和期望，还会摧毁你对自己的信任——关于你认为自己是什么样的人。即使那个惊恐事件不是人为的，而是天灾比如飓风或疾病，这个结论也是适用的。但是大多数重复性创伤都是在关系中产生的，无论那个"行凶者"是个体还是群体；这些创伤包括儿童虐待、性虐待、神职人员虐待、家庭暴力、团伙暴力、警察暴力、种族灭绝和战争创伤等。绝大部分的重复性创伤都是重复的关系创伤，因此最受创的就是你对关系的体验、你对关系的理解以及你使用关系来成长和治愈自己的能力。如果你的创伤发生在童年期，那你很可能从来都没得到过任何能帮助你形成安全稳定的依恋关系的经验。你可能会感觉自己必须对人际关系保持警惕，并总是担心人们会离开你；或者你可能认为自己不需要任何人，自己可以而且必须自己做所有的事情。如果你的创伤发生在成年期，那你关于人际关系安全的信念通常会被打破或改变，你可能会觉得自己不知道该相信谁；或者你可能会认为你的创伤使你变得不值得被人信任，或为了保护所拥有的人际关系，你必须隐藏自己的创伤经历。

依恋可以被那些你可能并不称之为"创伤"的事件所影响，而且这些事件不一定是故意的。问题的关键在于，婴儿或儿童的生理和心理需求在大部分情况下是否得到了满足，他有没有被独自"扔"在一个无法承受的痛苦状态。这种忽视和那些你可能会称之为"虐待"的事情有同等（事实上，有时会更多）的影响力。还有些创伤可能是由父母的抑郁、疾病或其他家庭问题阻碍了其对婴儿的关注造成的。

而矛盾的是，这个系统——依恋系统——既是重复性创伤的最大受害者之一，也是你从创伤中恢复的主要途径。它既是需要被修复的部分，又是医治的资源，而这正是困难之处。你受伤、脆弱且有时非常原始的那部分，正是你为了从创伤中痊愈而必须使用的东西。你们中的一些人可能是在建立有生以来第一个更健康的依恋系统，还有些人是在修复被破坏或瓦解的依恋系统。无论哪种情况，你都将在人际关系中使用你的依恋系统。记住，没有人能独自治愈创伤。

什么是依恋系统

依恋系统是一个由生理、心理和社会行为三个主要因素构成的系统。它被设计用来帮助你在压力状态下寻求照顾者或社会支持的帮助，帮助你体验安全感与保障，以便你能够管理并缓解你的困难情绪，进而产生积极的情绪。这些经验会变成你生理和神经的一部分（避风港），并帮助你利用这个安全的港湾，在探索、玩耍和工作时感到足够踏实，因为你知道有人在背后支持你，而且如果你有需要的话，你还可以回到那里（安全基地）。依恋系统描述的并不是你与最初照顾者之间的所有关系，而是当你处于压力之下时所触发和管理的行为和体验。从某些方面来看，你可以认为依恋系统是人类最基本的压力反应系统。

　　了解如何建立或重建依恋系统的最佳方法就是观察你的依恋系统在婴儿期是如何形成的。我知道在你身为成人且正担忧你的创伤的时候来讨论婴儿的一些行为，显得有些格格不入，但这是一个伴随你终生的系统，它将成为你医治工作的一部分，以便你能够根据自己当下所处的位置去讨论并修复你个人的依恋系统。修复你的依恋系统要求你知道在最开始的地方，它们是如何形成的。

　　所有的哺乳动物在出生时都非常羸弱，而且相对来说也比较无助——特别是人类的婴儿，需要花很长时间才能长大成人。在整个成长过程中，他们需要很多年的关怀和照顾。当你还是一个婴儿的时候，你需要一位照顾者来帮助你摆脱危险，帮助你面对所有生理和心理状况，你不能自己穿衣、自己吃饭，或者换尿布；你不能安抚你自己，也不能让自己振作起来。有些人从未做到过这些，但是最理想的情况是，所有你最终会自己做的事情一开始都是你从父母或照顾者那里学来的。创造了"解离"一词的儿童心理学家温尼科特曾说过这样一句名言："我们不可能脱离环境来描述一个婴儿。"实际上，任何一个婴儿都是他与照顾者之间关系的总和。你所知道和了解的关于你自己和这个世界的一切，都是通过你的第一份关系学到的。

　　依恋有三个最主要的方面，第一个方面被称为寻求亲近，意为你主动地寻求并建立依恋关系。当你需要或者想要它们的时候，你会主动地接近它们；当你还小的时候，这意味着你想要在身体上接近他人。当你慢慢长大，你会以不同的方式寻求这种亲近——从身体上的亲密到一种更具代表性的亲密，比如戴结婚戒指，或在桌子上或手机屏幕上放置照片。依恋的第二个方面是指照顾者通过提供一个安全的环境，并以最能满足婴儿生理和心理双重需求的方式，来安抚一个害怕、不安、生气的婴儿，这种类型的安全感被称为避风港。当婴儿可以将这种安全感扩展到他们所处的环境中，并尝试把照顾者作为一个安全基地时，第三个方面就出现了。令人困惑的是，在大多数文献中，所有这些通常都被简单地称为"安全基地"，其暗示了安全依恋所带来的安全、安全感和抚慰。

正如你所能想象的或你可能经历过的，并不是所有的依恋都是相同的。根据父母和孩子之间的关系，会出现不同的依恋类型。让我们先来看看当依恋发展顺利时会发生什么。我们先来看看莱拉和她的父母杰西和汉斯。

> 莱拉六个月大，正在积极地通过依恋系统来了解自己和这个世界。依恋并不是被动的，而是主动的，它是父母和孩子双方都要承担的工作。莱拉积极主动地和她的爸爸妈妈交流，不管是饿了还是尿了，是累了还是不舒服，她都会让他们知道——无论是通过做表情、尖叫还是做其他动作。她的父母则竭尽所能地回应她传达出来的信息，他们经常要猜测莱拉想表达什么；他们会用语言或行为来回应莱拉，以帮助她重新回到舒适的状态。在这种交流中，莱拉吸收了来自父母的安抚话语和行为，在她的神经通路中建立起来的是"我感觉不舒服"和"我感觉更好"之间的联结——"我可以感觉不舒服，但这个世界可以帮助我感到更好"。在当下，她需要父母为她提供这些；但随着时间的推移，随着她一次又一次地获得这种安全的体验，莱拉将有能力亲自做这项工作。

依恋是通过重复建立起来的，它不是某些能一次性学会的东西，它是通过成百上千的微小重复来学会的。杰西和汉斯持续一致地对莱拉的需要做出回应，这使得她建立起了安全的依恋。但依恋并不仅仅涉及安抚负面情绪，还包括对积极情绪或渴望联结的尝试进行回应。莱拉通过微笑来进行交流——她微笑，她的母亲杰西也回之以微笑，这样的回应鼓励了莱拉继续交流——它像是在说："我听见你了，我看见你了，对我来说你是存在的。"这种对情感和表情的反应，无论是积极的还是消极的，都被称为镜像。在依恋系统中，这是一个强有力的驱动程序，它看起来非常简单，而且是绝大部分人在婴儿面前会自发主动地去做的事情。镜像能帮助婴儿了解自己的思想，并理解别人的思想。

因此，如果所有的事情都进展顺利，就像莱拉一样，你将获得所谓的安全依恋。安全依恋指的是儿童愿意接近一个关爱自己的成年人，以感觉到更安全，并利用他来安抚或调节自我。有了安全依恋，儿童就会把父母作为安全基地——一个可以离开去冒险并随时返回的安全的地方。他们会离开去探索、玩耍，但如果有什么事情让他们感到压力，他们就会转向父母寻求平静和安慰。在这种情况下，依恋关系似乎是无形的，直到有一个压力源，让它"亮"起来，然后你就可以看到依恋系统被激活了。这也是为什么你会困惑：明明孩子一整天在学校里都好端端的，但回家后却突然会因为一些发生在他们身上的事情而崩溃。我们会把我们的压力储存起来，直到见到我们所依恋的人——我们知道哪些地方是安全的，可以释放它们、分享我们最大的悲伤和挣扎。

依恋和创伤

如果依恋发展得不顺利，又会怎样呢？如果一个孩子没有足够的安全感，没有被持续不断地给予关怀，甚至还遭受了严重的虐待，那又会发生什么呢？在这些情况下，孩子与照顾者之间建立起来的就是不安全依恋。当孩子向父母寻求安抚和安全感时，如果父母做出的回应是拒绝、生气或惊恐不安，那孩子就不会再寻求与父母的亲近，也就无法利用他们来帮助自己进行自我调节。不安全依恋就是指为了获得安全感，孩子要么觉得必须对父母保持警觉——必须十分关注父母并照顾好他们，或确保他们不会离开，要么觉得他们必须忽略所有这些关系，或者完全与他们隔绝。在不安全依恋中，本应提供安全的照顾者却成了那个制造压力和恐惧的人。

如果你已经为人父母，如果你在读这部分内容的时候担心自己之前的行为伤害了孩子，那我想告诉你的是，正确理解依恋和健康的关系并不意味着要做到十全十美，也不意味着要成为完美的父母。对于培养孩子形成安全依恋来说，你唯一需要做的就是成为一个足够好的照顾者，这仅仅意味着在绝大多数情况下，你能够帮助孩子满足他们的需要，并且不会把他们长时间遗弃在创伤性的痛苦状态中。事实上，有强有力的研究表明，那些形成了安全依恋的孩子的父母与那些形成了不安全依恋的孩子的父母所犯错误的总量几乎是相等的——基本上都是 50%。所有的父母都会在某个时刻犯错：他们可能对孩子的管教太多或太少了，或者是在孩子想要安静的时候去打扰他们，而当他们想要活跃的时候却不予理会。犯错其实是正常关系的一部分，因此，区分安全依恋与不安全依恋的重点并不在于亲子关系是否完美，而在于你修复关系的能力。那些和孩子有安全关系的父母会在与孩子的互动中不断尝试各种方式，直到他们做得足够好。他们会因自己的错误而向孩子道歉，或者会询问孩子是不是自己做错了。这种不断的尝试－错误正是人们教会彼此如何建立关系的一种方式。

托尔斯泰曾说过一句很有名的话："幸福的家庭是相似的，不幸的家庭各有各的不幸。"这句名言也反映了依恋关系。对于依恋关系来说，如果事情发展顺利，那婴儿就会形成安全依恋，而当事情发展不顺利的时候，就会形成消极的依恋关系，我们将其称为不安全依恋。不安全依恋又可以分为三种类型：焦虑－矛盾型（痴迷型）、回避型（疏离型）、混乱型（恐惧型）。让我们来分别看看每一种类型的不完全依恋，因为它们会帮助你理解创伤的影响，以及一些可能有助于你从创伤中恢复的东西。首先，从某种程度上来说，将每一种不安全依恋都看作解决问题的方法是很有帮助的。每一种依恋类型都是你探索出来用于应对糟糕或不一致的照顾、忽视或虐待的最佳方案，而你最终形成的依恋类型一定与你的人格类型、你父母或照顾者的行为，以及你为帮助自己应对这种不安全感而采取的策略是否成功有直接的关系。

如果你的依恋类型是焦虑－矛盾型，那你很可能会通过过度警觉和焦虑来应对不稳定的照顾——你想要信任这份关系，你对这份关系也投入了更多，但你并不信任它的可靠性。采用这种策略的儿童看起来非常黏人，也非常胆小——他们似乎永远都不愿"放"父母离开，只因害怕他们再也不会回来。如果你是一个采用这种策略的成年人，那你可能会发现自己会假定无论做什么，都会被所爱的人抛弃，或者你会感到自己的人际关系总是那么脆弱，以至于无法解决自己的问题。

如果你的依恋类型是回避型，那你可能会采用相反的策略。你认为依赖那些不值得依赖的照顾者不仅困难而且痛苦，因此你选择简单地"不需要"任何人，并把任何正当的寻求亲密的需要都视为不正当的；相反，你致力于通过"自给自足"来拼命保护自己。你的外表看起来总是那么坚强，但内心深处却感到孤独无依。其他人可能会觉得他们永远都无法靠近你。

最后一种不安全依恋在儿童期被称为混乱型，在成年期被称为恐惧型，通常是最严重的虐待或忽视型抚养的结果。从很多方面来看，这种依恋类型都是在以上所提到的两种依恋类型（焦虑－矛盾型或回避型）无法奏效的情况下——无论是亲近还是远离都不能一直成功，个体的无奈之举——只能在两者之间不断切换。就像我的一个精神科同事曾经描述的那样，这是一个"亲密－疏离"问题。作为一个经常"恐惧地回避"的人，你无法找到与他人的安全距离，而你最常用的解决办法就是创造一个虚假自我。你会创造一个"看上去很好"的人格，但你相信如果别人看到内在那个"真实的你"，那他们就会离开你，这迫使你拼命努力让自己的外在看起来各方面都很好，但这也意味着你不得不隐藏你的问题，而不是去寻求帮助。而且由于你认为这个虚假的自我是一种欺骗，因此你很难让任何人靠近你，因为你害怕被揭穿。

所有不安全依恋的共同因素就是缺乏一个稳定的避风港或安全基地。你感觉不到有一个安全的地方，是你可以随时回到其中求助的，你也不觉得自己的内心很踏实。对你来说，没有一个可以舒适地休息的地方，你也无法让自己放松。依恋关系形成的基本前提就是恐惧减少，安全感增加。安全依恋和三种不安全依恋表明，我们对稳定关系的体验会如何影响我们的内在信念以及我们利用未来关系的能力；但是依恋不仅仅是关系的蓝图，也是我们内化这些关系的方式，即我们如何将从一份关系里获得的安稳与抚慰变成我们的生物功能和调节情绪的内在基本框架。

那么，依恋经验是如何变成我们的生物功能的呢？安全基地又是如何从你的关系和环境中的一部分，变成一个根本性的应对资源，进而变成你终生的操作系统的一部分的呢？让我们以在发展过程中发生的相同步骤来看看这个问题。你需要明白的第一件事情就是生理发展的简单规则。在安全的依恋环境中成长起来的婴儿的身体和大脑会发育得更好，这种生理发育和大脑发育有助于婴儿在应对压力时更有韧性，并建立起更健康的神经系统——关于我们如何平静下来或安慰自己，如何给自己补充能量。所以，第一件要明白的事情就是一份关系的安全基础如何通过我们的神经系统变成我们生物学上的安全基础——通过变成我们的自我调节系统。

你的大脑被有组织地划分为具有不同功能的各个部分，通常来说包括三个基本的组织结构。下边部分的脑又称"爬行动物脑"，主要负责那些基本的生存活动，如呼吸、进食、保持清醒和平衡。它维持着我们的身体平衡（比如体温），使我们始终处于平衡状态。中间部分的脑又称边缘系统，负责我们的情感和关系世界。在生命的最初几年里，你的记忆和经验主要是右脑的经验，记忆被存储在你的杏仁核内，那里是你情绪记忆的储藏室；而边缘系统是依恋系统的中心，也是我们情绪调节系统的中枢，位于皮层下。上边部分的脑或称大脑皮层，主要存储我们学到的信息，也是我们进行思考、学习和决策的地方。这些大脑结构的整合会影响我们的自我调节功能。连接脑所有部分的结构是前额叶皮层，其本质上是我们做出计划和预测的控制中枢。前额叶皮层位于大脑所有三个部分的交汇处，它能帮助我们抑制不想做的行为，或推动我们做出需要做的行为。

在我们生命的第一年中，边缘系统的发育非常迅速。因此正在发展中的右脑皮层下区域，自然更容易受到环境和与照顾者的关系的影响。与照顾者的关系以及在这个世界的体验是安全的还是不安全的，都会变成"记忆"，但这种皮层下的记忆并不同于我们通常所说的记忆。我们习惯于把记忆想象成录音带，认为它指的就是我们具体记住了什么（我将在第四部分中讨论更多关于记忆的内容）。对于这个例子，让我们使用歌曲或舞蹈来做比喻。这就好比在生命的最初几年里，你一直在听一首非常重要的歌，在学习一段非常专业的芭蕾舞，但你并没有积极主动或以一种可检索或恢复的方式来记忆那些歌词或芭蕾舞的故事，在这种情况下，你存储到杏仁核和边缘系统的东西就是一些旋律和舞步——你记住的是互动的感觉，而不是内容。当然你也会记住舞蹈的动作，这就是情绪记忆被存储的方式以及它作为操作系统的一部分运作的方式。这些内容被存储在你的皮层，而那些情绪——经验的"感觉"部分——则被存储在你的杏仁核和边缘系统。这就是为什么某些情境会触发我们的情绪，而且尽管看起来不符合逻辑，但我们也无法用语言或文字来描述这种体验。

所以，通过你的依恋系统，你正在跳着自我安慰的舞步来应对压力，并积极地维护关系。尽管确切的传输机制仍处在探索中，但研究已经显示出有关安全依恋的一些很有趣的结果，及其对婴儿压力应对系统的影响。这类研究通常都会关注皮质醇水平，皮质醇是一种应激激素，通常会伴随着较高水平的生理唤醒和压力而产生。一组研究人员观察了婴儿在儿科医生那里接种疫苗时是如何应对他们的紧张的。他们对婴儿进行了一段时间的测试，发现一开始婴儿都会哭泣，然后他们会得到父母的安慰。父母的安抚能让他们感觉好一点，并降低他们的皮质醇水平，但是随着时间的推移，与不安全型依恋的婴儿相比，安全型依恋的婴儿能够降低自己的压力。虽然他们也会经历接种疫苗的紧张，但是由于他们先前有了这样的经验——在压力事件发生时，总能得到及时、恰当的安抚，因此他们能够自我安抚，这被称为依恋缓冲。安全型依恋的婴儿的生理功能开始反映出他们从父母那里获得的实际情感体验——在压力下，一旦他们的压力荷尔蒙闯进来，他们的自我安抚系统就会自动开启，使他们的操作系统平静下来。

如果你成长于一个足够良好的照顾环境中，那你不仅能从外部体验到安全依恋，通过得到安抚或掌控关系，并将这种关系内化为你自我调节方式的一部分——你还能学会如何让自己的系统进入一种舒适的状态。这种管理情绪状态的能力——要么冷静下来，要么兴奋起来——正是通过依恋关系而建立起来的。一旦你拥有了这个系统，它就会成为你整个生活的缓冲器。它甚至被证明会对将来的创伤产生保护作用：那些在上战场之前有安全依恋的士兵要比那些没有安全依恋的士兵患创伤后应激障碍的可能性小。它虽不是一个完美的保护系统，但似乎对一些人是有帮助的。

此外，依恋行为不仅会降低皮质醇即压力激素，还会增加催产素。催产素是一种神经激素，能促使我们接近他人、积极参与社交，并对社会知觉变得敏感，即使我们更愿意与他人建立联结。那么，如果你没有足够幸运地拥有安全依恋或安全的成长环境的话，你的自我调节系统会发生什么呢？如果你成长的环境中充满了惊恐、危险或忽视，那又会怎么样呢？让我们回过头来，从生物学的角度来看看不安全的依恋系统。在安全的依恋中，一旦出现压力事件，父母就会及时地进行干预；而在不安全的依恋中，孩子处在痛苦中的时间往往超出了他们所能承受的时间。最大的问题在于，由于婴儿需要依赖成人帮助他们应对自己内外部的状态，他们不懂得如何应对严重的痛苦——他们要么歇斯底里、又哭又闹，试图通过过度反应来获得父母的关注和照顾，要么彻底"关闭"自我，从而摆脱或切断当下情境中的压力。

回到大脑中那些帮助我们管理情绪的部分——边缘系统和杏仁核。如果你没有及时得到安抚，那你就会一直处于痛苦或关闭的状态，用来评估危险的杏仁核就会变得高度警惕——它会创造出一种持续警觉的状态，到处寻找并且能够"发现"危险，即使并没有威胁存在。

要想理解依恋关系是如何变成自我调节的生理功能的，以及缺乏依恋关系如何妨碍了自我调节能力的建立。重要的是要知道，自我调节主要涉及管理唤醒水平：管理接收到的刺激的数量及强度，以及它们持续的时间——自我调节系统决定我们将会有多平静。我们的大脑和身体系统处在丹·西格尔（Dan Siegel）所说的"容纳之窗"——唤醒水平的中间地带，既不亢奋也不消沉——时运转得最好。

如果你在成年后经历了多次创伤，那这个依恋系统会受到怎样的影响呢？好消息是，如果你在成年期有一个安全的依恋系统，那你会比那些有不安全依恋系统的人有更多的保护、更强的适应力，但是反复的创伤仍然会影响你的依恋系统。你的依恋系统会成为你所谓的自我（即你知道自己是谁）的核心，但反复的创伤会破坏你对自我的感觉。

作为社会人，我们的自我是在人际关系中形成的。当我们对自我的感觉随着创伤而变化时，我们就会失去关系中的联系感。以退伍军人迈克为例，在阿富汗的一次夜间突袭中，他和队友射杀了一位年老的妇人，她的孙子当场目睹了这一切。这是一个他无法从脑海中抹去的画面。他与妻子及岳母同住，他曾经和她们非常亲近，但现在却发现他总是试图回避和她们待在同一个房间里。家里的每个人都说很爱他，但他相信自己已经从根本上被战争改变了。他感觉身体里同时存在一个"战前迈克"和一个"战后迈克"，他不想让她们知道存在一个杀死老妇的迈克。尽管在他参加战争之前，他们的关系很亲密；尽管他能够从他所爱的人那里得到足够的支持，但他却无法融入这些关系，他的依恋现在是不安全的，因为那个建立安全依恋的自我已经被破坏了。

依恋是我们建立关系以及这些关系如何变成我们自我调节系统的基础。依恋形成了我们的操作系统，这是我们建立人际关系、形成世界观和调节情绪的能力的基础。重复性创伤会影响这种基本的操作系统，而这种破坏是重复性创伤幸存者的主要困难来源。依恋系统不仅仅需要得到医治和关注，它同时也是疗愈的一个途径。这就要求创伤幸存者与重复性创伤可能导致的恐惧和不信任做斗争，并开始修复依恋的基本操作系统。

Chapter 18
学习依靠：给自己的"电池"充电

依靠是解离发生的前提。依靠你所获得的支持有助于减轻旧的保护机制的重压，从而使你能够放下刻板的旧规则和旧故事。依靠关系和信任会挑战你对人际关系的旧经验，以及创伤影响它们的方式。如果你不依靠支持来减轻受伤部位承受的重压，那么所有的旧规则和保护机制就会僵化地固着在受伤部位。而当你倾斜身体去依靠支持，挪开受伤部位所承受的重压时——你允许受伤的部位被看见，而不是让它包裹在你所有的保护措施之下——你就会开始真正地看到它，并且能够认识到你所使用的保护措施以及你所受的伤害。

大部分人都是一步一步地学会依靠支持的，尤其是对于那些受过创伤的人来说，这类似于人们在团队建设活动中学习非常流行的"信任背摔"游戏。这种游戏是由两个人进行的：一个人背对着站在另一个人的前面，后面那个人抬起双手，温柔地搭在前面那个人的肩上；后面的人保持站稳的姿势，以便支撑前面的人的重量；在一个双方约定好的信号下，前面的人开始将自己的身体向后倾斜，靠在后面的人的双手上。有些人只能做到向后倾斜一英寸①，而另一些信任他人的人却可以一直倾斜下去。如果我们以此来做比喻，那绝大多数创伤幸存者都是在以最微小的增量向后倾斜，但他们却并不觉得这种增量很微小。他们实际上可能只是向身后倾斜了一毫米，但却觉得自己好像失去了所有的控制。

依靠是一个放弃自我掌控，依靠他人的过程。它也是一种允许他人近距离地

---

① 1 英寸 ≈ 2.54cm。——译者注

支持你的练习，这意味着你的恐惧系统相信（或者曾经经历过）某些与你足够亲近的人会伤害你。记住创伤就是遭到了"猝不及防"的伤害，而保持"一切尽在掌控中"则是一种保护自己不再被打个措手不及的方式。依靠能够让你获得片刻的休息，不再生活在一个被创伤笼罩的世界中，但在解离阶段，它可能会让你感觉失去了控制。

那些帮助你从创伤中生存下来，并保证了你的安全的行为，通常会导致你远离他人。创伤让你感觉非常疲惫、警觉，并失去了对他人的信任，从创伤中生存下来让你将一切都紧紧地握在手中。当你通过依靠支持而逐渐进入医治过程中时，创伤的某些部分就会开始彼此分离。

你越年轻，学习这些对你来说就越容易。

多年前，在一个早期干预项目中，我曾与一个叫丹尼尔的两三岁的孩子一起工作。我从来不知道他在家里的真正挣扎是什么，但他在乘公共汽车到达学校时，总是带着一种近乎紧张的状态：不愿与人进行眼神交流，不愿说话，也不愿移动。我把他从汽车座位上抱起来，紧紧地抱着他，让他可以把自己全身的重量都压在我身上。当他那样做的时候，我感觉他的身体沉重得令人难以置信——就仿佛他的"电池"一点儿电都没有了，所以才会动弹不得。他把头靠在我的肩膀上，闭着眼睛呼吸；通常，他会靠在我身上大约10分钟，有时会更久，以此来对他的依恋电池充电。在某个时刻，当他"充电完成"后，他就会抬起头说"我要下来"，然后爬下来，跑进他的教室。

我们的年纪越大，受到的伤害越多，学习依靠的难度就越大。这个道理非常简单，当我们不能像丹尼尔那样通过身体倾斜来学习依靠时，学习依靠就更难了。事实上它确实不那么简单，因为要想建立起这种安全感，你需要反复多次地去体验：你不可能通过一次依靠就建立起依恋，你需要依靠数千次。当你不得不重新学习或是在成年后第一次学习依靠时，它并不是字面意义上的身体依靠；相反，它指的是依靠人际关系和依恋的其他方面。你可以依靠人际关系的结构，依靠它们的可靠性或稳定性，就像在攀岩的过程中，在需要的时候依靠绳索一样。为了从创伤中痊愈，你需要放弃那些妨碍自己依靠支持的自我保护方式，你需要重新体验依靠他人；但你需要循序渐进，根据自己的节奏来做。学习依靠其实是一个让人备感矛盾的过程——你感到很难完全放手去依靠他人，但事实上你又必须那样做。

在这一周当中，我其实一直在思考这个问题，因为我一直在和我的朋友劳拉发短信交流，她的孩子艾玛晚上总是很难入睡。艾玛过去的睡眠质量很好，但是在进入"忙碌"的学步期后，她的睡眠突然变得很糟糕。没有妈妈的陪伴，她很难让自己平静下来。学步期就是一个探索和运动的年龄段，这个阶段的孩子通常都停不下来，他们渴望探索"远方"，他们的好奇心和热情会不断驱使他们向外走。他们不断地被拉入生命的流动之河，然后当他们意识到自己已经远离了父母或照顾者时，他们发现自己有点招架不住了。他们会想："等一下！我是怎么到这里的？你在哪里？你怎么能离开我？"

学步期的儿童仍在学习相信世界和人际关系的恒常性——当我看不到你的时候，你还在吗？如果你不在那里，我还存在吗？这个阶段的孩子还没有能力记住别人。他们认为看不见的时候，别人就不在了，他们需要借用父母的电池组来放松自己，让自己慢下来，并感到平静。睡眠是一件如此困难的事情，对于儿童和成人来说都是如此，因为你无法通过"努力"去睡着，甚至你越努力反而越清醒。你越为此焦虑，入睡就越困难。

入睡其实就是一种放手。无论何时，当我们同时面临学会放手和学会信任的双重任务时，我们都将面临一条最困难的学习曲线。有些学习曲线是在正常的发展阶段出现的，就像我朋友劳拉的女儿一样，而有些学习曲线则是在我们回过头去修补破碎的记忆时出现的。我们必须重新学习甚至是第一次学习，放手和足够信任是什么样子的，以依靠他人治愈自己。

学习依靠和学习入睡有一个共同点：它们都像是学习漂浮。教一个孩子学会漂浮是非常困难的。首先，没有逻辑上的原因能够让任何人从一开始就相信自己能漂浮起来。当你把一个沉甸甸的物体放入水中，它通常都会沉下去，所有的小孩子都知道这一点。所以当你告诉他们你想让他们躺在水面上时，大多数孩子都会瞪着眼睛看着你，仿佛在说"你疯了"。是的，他们是决心要学习游泳，但是让他们躺在水面上看起来完全是不可理喻的。

这真的是一个循序渐进的过程。首先你需要让他们靠在你的身上，当他们足够信任你时，他们就会躺在你完全张开的手臂上，让你的胳膊支撑他们的全部重量。然后慢慢地、慢慢地，你一点一点地放开你的手臂，让水来支撑他们。

这个过程必须是循序渐进的，为什么呢？因为一旦孩子受到惊吓，他们会怎么做？他们会迅速缩成一团并沉下去，然后抓住你的脖子努力浮上来——这恰恰证明了他们的观点：漂浮是不可能的。这就是为什么劳拉必须陪伴女儿睡觉并待在她身旁，让她感觉到妈妈的存在，然后在她学会"漂浮"（自己入睡）之前，一点一点地移动到更远的地方。劳拉必须把她那充满感情的手臂放在女儿身体下面足够长的时间，让她能够感觉到自己的存在。

我喜欢教孩子们漂浮，因为它是实实在在有形的。用你的身体来支撑一个孩子，让他们感受到你的存在和信任，这是件很容易的事情。在他们需要被抱起来之前，让他们体验自己能够独立地漂浮多久，也是件很简单的事情。当他们学会如何浮在水面上时，他们会感觉到，这种曾看起来非常危险的东西，竟然能够把他们托起来，这对于一个孩子来说是很有影响力的——他们能够感受到一种掌控它的自豪感，以及自己能够漂浮起来的喜悦。

作为一个治疗师，我常常希望这种学习信任他人的过程能够像学习漂浮一样坚实和有形，学习在情感上依赖某个人也是同样的过程，但却更具渐进性，而且也更为困难。对于一个成年人来说，去体验这种脆弱是不容易的。他们很难学会游泳或漂浮，也很难建立起足够的信任去在情感上依靠某人。

作为一个成年人以及一个经常受伤的成年人，学习如何依靠他人，通常依赖于重复和逐渐伸展自己的仪式。在相信并有足够的安全感去依靠这份关系之前，你需要了解这种依靠的安全性——通过依靠与治疗师常规的见面，通过依靠你们会面的持续性，通过依靠你们的交谈开始和结束的方式，以及通过依靠那些帮助你平复下来、找到个人力量的正念练习、感恩练习和身体锻炼。你也可以通过表达你的感受，让其他人见证并给你反馈来学习依靠。

慢慢地，你开始能够放手去依靠，一开始，你可能只有一瞬间的安全感，然后是一分钟、一个小时——当感觉好一点，或感觉到解脱的时候，依靠会帮助你开始解离的过程，这就是医治过程中安全感的矛盾之处：它会带来伤害。有时我会把它比作你的脚或腿麻了，失去了知觉，然后突然又有了感觉，但却是一种刺痛的感觉。解离阶段的力量在于它发生时的速度，就像我前面描述的阿布辛贝神庙的拆除工作一样，这个过程需要缓慢地进行，并且要深思熟虑。它需要我们考虑那些必须拆除的东西的重量——创伤越严重，持续的时间越长，就越需要我们耗费精力去关注每一次要解离的那个东西的大小；但根据我作为治疗师和来访者的经验，如果你相信学习的过程，并允许安全感来引导发现创伤的过程，那它通常会以你能容忍和坚持的方式展开。

Chapter 19
收纳盒：管理解离阶段的情绪

你随着解离而进入的这个过程，在儿童身上我们通常称之为"退行"。在婴儿和儿童的发展过程中，当一个孩子即将会做出一些发育上的转变如学会说话、站立或走路时，他们通常会有一周左右的"崩溃期"。他们可能原本已经可以睡整觉了，但现在却又哭闹不止；他们可能原本已经可以很好地适应生活，但现在却又表现得易怒或暴躁。在向新的发展阶段过渡之前和过渡期间，他们都是很不适应的。为了能够适应，他们不得不放弃自己当前的能力，以便吸收整合一种新的能力。在婴儿和儿童身上，我们认为这是正常且必要的；但在成年人身上，我们却把这看作"残缺"。儿科医生托马斯·贝瑞·布列斯顿（Thomas Berry Brazelton）写了大量关于儿童发展的文章，他把这些发展时期称为触点。发展需要努力和能量，在发展过程中出现一些退行是很有必要的，只有这样才能实现飞跃。在这里我要告诉你的是，如果没有退行，没有解体，没有解离，成长是不可能发生的。

退行是一种经历，它并不一定要成为一种生活方式。你不需要为了改变而完全放弃自己已经获得的所有能力，比如工作的能力。但是为了改变，有时候你的确需要允许自己不再那么紧地抓住某个东西，但对于这种不舒服的体验，我们的问题在于很难记住它们只是暂时的；再加上我们误以为成长是没有曲折的，是沿对角线进行的，这种情况会更加恶化。我们只想不停地在这个陡峭的山崖上向上攀爬，任何下坡或倒退的感觉都会让我们惊恐不安。毕竟万有引力很容易让我们跌下这条对角线，就好像生命就是一场滑坡和爬梯的游戏——你要么一路走高，要么一泻千里。

那么当你经历这种分解或拆卸的时候，有什么会支撑你呢？解离阶段会激起一些非常大的情绪，这些情绪可能会冲击得你失去平衡，你需要一种方法来稳定它们、保持你正在做的工作，使你觉得它们是可以管理的，然后它们就变成了可控的情绪。有一种方法能够让你将这些情绪变成可控的，就是制作一个"收纳盒"。在前面有关依恋的部分，我们已经讨论过依恋会给我们创造一个安全基地——从本质上讲，它就是我现在要探讨的有关收纳盒的内容。人际关系的收纳盒是由信任以及那些增进信任的行为所组成的。依恋系统的建立就是为了建立一个人际关系的安全基地，并在你的生理和情绪自我中也创建一个安全基地和情绪自我调节系统。所以我所说的收纳盒既涉及你的治疗关系，也涉及你个人。

关于在治疗关系中创制收纳盒，以我现在的理解，它很多时候都与尊重收纳盒的大小——容量及其容纳的速度有关，后者涉及允许进来多少信息、谈论或经历某些事情需要多久、会面的频率如何，以及会谈或交流的激烈程度如何。很多这样的决定，特别是在早期，是由治疗师或向导来决定的；但是我相信，如果你能够理解收纳盒的作用并了解如何觉察自己的唤醒水平和压力，那你就能够成为它的合作制造方，使这个收纳盒成为一个更强大和更安全的地方。

如何才能做到这一点呢？它很简单，却不容易。首先，你需要从觉察自己所处的状态开始——你现在的感受是什么？你正在思考什么？你可以通过一些基本的对话来达到这个目的：你对于会谈的体验是怎样的？会面的次数是否过多？你需要慢一点吗？你需要休息一下吗？你需要暂时换一个话题吗？你是如何体验这种关系的？为了让这个收纳盒更加安全，或者说为了让你感觉到安全，从而能够自由地交谈，你又需要做些什么？

在你和你的向导之间创造一个收纳盒要求你认识到自己内在的收纳盒——你的"容纳之窗"。因为这个外部的收纳盒会帮助你加强那个内在的收纳盒。通过对生理自我和情绪自我的关注，留意它们在告诉你什么，你可以做到这一点。就是在这里，你将获得一些相应的信息——什么东西谈得太多了？什么谈得还不够？是否需要放慢一点或停下来，还是继续向前推进？

什么是容纳之窗呢？每个人都有一个容纳之窗，它指的是过度的兴奋或觉醒

（过多的焦虑、悲伤和愤怒）和过少的兴奋或觉醒（感觉完全关闭和麻木）之间的区域。在我们的容纳之窗内，我们的功能能得到最大化的发挥，我们的大脑能运转得更好，我们可以更好地学习和互动，我们感觉我们可以控制我们自己和我们的世界。很多因素都会影响我们的容纳之窗，如疲惫、饥饿、生病、压力，以及以往愉快或痛苦的经历。创伤幸存者的容纳之窗往往比较"狭窄"，因为创伤会使他们的系统对任何可能会唤起创伤体验的事情都高度警觉，因此，创伤幸存者会发现，他们在过度唤醒或太麻木这两端之间几乎没有什么生存空间。这种很小的容纳之窗会让你感觉在自己的世界里没有行动的自由，因为你所有的能量都聚焦于让自己一定要远离任何与创伤有关的记忆、经验或感受。从创伤中恢复的很大一部分工作都涉及扩大这种容纳之窗。你可以通过与你创伤史的各个方面及相应的感受建立联系，以一种微小且可控的步伐来做到这一点。当你通过正念、压力管理技巧和自我对话来培养自我调节、自我管理和自我安慰的能力时，你就能够暂时地跳出自己的容纳之窗，而不会经历极端的焦虑或崩溃，抑或是变得麻木。如果当你每次扩大自己的容纳之窗时，都能够感觉到安全，那你的收纳盒就会越来越大、越来越坚实，你也能因此承载更多的体验。

我们已经讨论过正念和自我觉察是舒缓和安抚自己、放慢节奏的方法。现在让我们简单地了解一下自我对话。自我对话是一种内部语言，是我们与自己的交流，是我们对自己进行的对话指导。内部语言是很好的，也是必要和必需的。自我对话能够支持我们去学习并付出行动。有时候我们会非常讨厌我们大脑里的声音，但是没有它，我们又会觉得手足无措，像缺失了什么似的。那些缺乏这种内在对话能力的人会有比较严重的学习和记忆障碍，通常也缺乏控制自己行为的能力。自我对话会帮助我们通过重复指令来学习——通过描述我们需要做什么来促使我们付出行动。它能够帮助我们做出预测、计划并完成。

要理解自我对话，一件非常重要的事情就是所有的内部语言和自我对话都始于与他人的对话。在我们的一生中，我们是在与他人的对话中通过他人的语调来学会自我对话的。自我对话总是从作为我们依恋关系的一部分开始的。我们早期的照顾者对我们所说的话会成为我们最初的"内存记录"，然后其他重要的声音也会增添到我们内在的"交响乐"中，而那种"吸收"他人声音的能力，使我们成了一种适应能力很强的物种——如果我们需要，我们可以在一代人的时间内改变学习方式，这也使我们更善于生活在群体中；我们确实会有一种社群的声音来帮助我们熟悉这种群体内的约束和规则。

你内心的声音将是你一生中听到的最频繁的声音。它开始于你三岁左右，一开始是一种外部语言，到七岁时就变成了一种无声的内部语言。从那以后，它就一直存在。问题在于：它对你有用吗？能帮助你学习吗？有助于你的医治过程吗？有助于你的人际关系和工作吗？

一旦你成年了，你内心的话语就会变成你自己的，需要你去编辑和修改。内部语言往往简短且富有教育意义。所以，当你正在经历医治过程时，对你来说，说一些话来帮助自己愈合是很重要的——"我很好""我能做到""我可以请求帮助"或"这很难，但我很坚强"。内部语言能够帮助你慢慢地、小心地建立起情感肌肉。

在医治创伤的工作中，有关收纳盒的另一个方面是，事实上从创伤中恢复并不是你生活的唯一方面，虽然有时候它可能会让你感觉如此。它会让你感觉你生命中唯一真实的事情就是你正在做的治疗工作。突然间你发现治疗是如此重要，这会让你感觉非常害怕，就好像你过去的生活瞬间都化为了灰烬，坠入尘埃。但你要记住，你不仅仅是一名创伤幸存者，你的生活不仅仅是从创伤中康复。在你医治创伤的时候，你必须同时掌控生活的多个方面——包括你当下的生活和你生活中需要疗愈的方面。在治疗期间，你需要让生活的这两个轨道同时运行。一旦你在准备阶段获得了一个非常坚实的基础，你就能积极主动地投身于你的生活当中：你将会去工作、与朋友和家人一起做事情，并参与社区活动——你将拥有完整、满足又忙碌的生活。与此同时，你在治疗和小组中所做的努力，也将会激起一些过往的故事和感受，这可能会让你觉得不是很稳定，似乎生活要崩溃了一样。你生活的这两个不同方面，可能会让你感觉风马牛不相及，而且每一个都会让另外一个看起来不真实。

这就是你需要同时保持两个轨道的地方，让你生活中的这两种体验同时保持真实感。你当下的生活正经历着客观存在的起起伏伏，而且在任何特定的瞬间，你都可能会被那些很久都没有触碰的过往情绪和悲伤沉重打击。

看待治疗的一种方式就是把它视为第二份工作或紧张时的消遣。我有个朋友白天的时候当厨师，到了晚上，他就会去翻修他的老房子。每天晚上他所做的木工活并没有妨碍他做厨师的技能，而做厨师的技能也没有妨碍他做木工活的能力，这两种能力都体现了他是"谁"。在做饭的时候，他经常会考虑接下来要在家里做哪些事情，需要哪些材料，回家的路上要去建材市场买些什么东西；在翻修房子的时候，他也经常会考虑第二天要做什么食物，以及新购入的食材能够用来做什么菜。

让这两种轨道同时运行的能力能够为你做很多事情。其中之一就是它允许，甚至鼓励你，在变得越来越好的同时继续你现在的生活。在这个过程中，我们通常会有一个愿望——摆脱这份工作并住进一个治疗中心，待"满血复活"后再回来；但是全身心投入并过好你的日常生活是很重要的，这不仅是出于安全、住所、社会关系和收入等必要原因，更重要的是，你会因此体验到自己的长处，以及坚韧和健康的一面。你需要每天都感觉到：你不仅仅有你的创伤史；你不仅要活下来，还要为自己创造新生活；你有力量，有爱心，有毅力，慷慨，有耐心，有幽默感；你有关心你的人，爱你的人和你爱的人；你可以用你的天赋和努力为世界做出贡献。当你从重复性创伤中恢复的时候，把这根绳索系到现在是你所能采取的最重要的安全措施之一。治疗创伤的经历会诱发一些复杂的情绪和记忆，这些情绪和记忆会让你感觉非常真实，有时甚至比你眼前的生活还要真实；但它们都是真实的——现在和过去都是真实的。

"明明我的感受是这样，却要以另外一种方式行动，这难道不是在说谎吗？如果我不告诉周围人我的感受是什么，那是不是对他们不够诚实呢？"

这个问题没有一个简单的答案，我们只能说，在所有的情况下，答案不管是"是"还是"否"都是正确的。你可以感觉很糟糕——焦虑、悲伤、绝望、隔离——但无论你的创伤史激发起来的感受是什么，它们都是过去的感受，就好像一个老的电影配乐一样。有时，这些感受会淹没现实的声音轨道，使你很难越过过去的声音去听到现实的声音；但你必须记住，现实的声音轨道——你当下的生活——是真实的；过去的感受也是真实的——它们是你切切实实拥有的，但它们不是关于现在的。如果你能够让这两种声音同时播放，那过往的回声就会渐渐消失。

保持这两个轨道同时运行要求你具备高超的技能。如果你做不到这一点，那你将在医治过程中面临更多困难，因此我认为这是一个值得学习和练习的技能。当你从身体伤害中恢复时，注意管理疼痛和你需要做的身体调整或补偿活动是很重要的，这样你才能既疗愈伤痛又继续你的生活。从创伤中恢复也是如此，你需要参与管理情感上的痛苦，并做出必要的调整，以便自己能够一边继续医治的工作，一边充分享受现在的生活。

Chapter 20
解除防御：走出自我保护的"牢笼"

创伤既指发生在我们身上的事情，又涉及我们为了生存所做的事情。我们的防御、我们的保护措施也是我们创伤故事的一部分。尽管我们采取这些措施是为了保护自己免于创伤的影响，但这些防御工事却把我们封锁进了一个牢笼之中，它让我们感觉创伤总会再次发生。你会觉得很难停止这些旧的保护行为，你也很难想象在另一个世界，你不需要这些保护措施。在解离阶段，你开始真正看到这些保护措施，并努力把它们拆开。假设你年轻时保护自己的一种方式是想象自己比当时更能控制局面，你认为自己七岁的时候就应该能保护母亲不受父亲的伤害。你为发生的暴力事件而自责，所以你创造出一种防御机制——对于"控制"非常警觉。现在对于创伤，你所拥有的故事就是你应该有更多的掌控力，你应该更加勇敢。这个故事让你不再觉得这种事情可能会再次发生，因为问题不在于有权势的人可能会变得暴力和失控，那样的话，任何人都可能会感到无助；问题就变成了你曾经不够勇敢或不够警觉来阻止这样的暴力，这就意味着，当它再次发生的时候，你认为自己能够阻止它。

在解离阶段，当你谈论你获得帮助的经历和发生在你身上的事情时，你会碰到你的旧故事。在很多方面，你都无法看见你的旧故事，直到它在现实中受到挑战。这个古老的故事"我必须勇敢，保护每个人"变成了一种防御或规则——"我必须警惕任何可能导致暴力的负面情绪"和"我不能说任何可能伤害或吓到别人的事情"。在解离阶段，你的旧规则、旧故事以及你的防御会受到挑战，因为在治疗和生活中，这些极端的保护规则不再有意义。你的治疗师会提醒你，事实上保护你的母亲并不是你的职责；或者她会指出，在你的创伤故事中，你只有七岁，而一个七岁的孩子绝不应该为一个成年人的安全负责；或者她只是简单地说，谈论你的感受对她或你都没有害处。所有这些言论都在挑战那些曾组织了你的生活方式的保护机制。

在解离阶段，你有足够的能力来分解或真正彻底瓦解你的保护机制，使你可以得到疗愈。从重复性创伤中生存下来的经验和从那些只发生过一次的可怕事件中生存下来的经验是有很大差异的。如果创伤事件只发生过一次，那你可以通过自然的防御系统来对抗它；但是如果创伤事件重复发生，你就会保护自己免受其害。你会建造防御工事和保护措施，这些工事和措施会变成你的一部分：它们会变成你的习惯，以及你看待或理解这个世界的方式。防御工事指的是你用来保护自己不被焦虑、恐惧、愤怒、悲伤、无助、羞耻压倒的思想、信念、态度和行为。它们没有好坏之分，而只是我们作为人，为了良好地发挥我们的功能而采取的措施的一部分。拥有防御能力绝对是必要的，它们会帮助你管理或调节任何时候可能出现在你身上的压力。能够进入一个"龟壳"内是很重要的，这样当有必要的时候，你就可以退隐到其中，找到安全感。关于防御，我们需要理解的一件最重要的事情是：并不是说你不应该拥有防御能力，而是说只有当它们是你自主选择的时候才是最好的——你能够选择什么时候使用它们以及如何使用它们，而不是像操作自动机器一样，对于如何感受、如何思考、如何行动都毫无选择。

解离需要缓慢且渐进地进行。行为上的微小改变能让我们保持在一个可能不舒服但可以忍受的情绪范围内，允许我们继续待在容纳之窗里，同时又能够扩展它。这和我们治疗生理伤口时所采用的物理治疗方法并无二致。你会试着拉伸肌肉，从而增强它的耐受度；但如果你超过了某个限度，它就会再次受伤。所以你必须平衡这种需要：推动自己去拉伸，但并不过度拉伸，否则就会妨碍疗愈的效果。

解离并不会因为你试图努力地把一些东西拆开而发生，相反，它会因为你使用新的行为来挑战那些旧的防御或保护措施而发生——当你开始依靠与治疗师或向导的关系，来挑战自己过去自给自足的立场；当你开始诉说自己曾经经历过的或者对你来说真实的事情，来挑战你过去的无声规则。在解离阶段，最重要的是你的感觉，因为那些从你嘴里吐露出来的内容和句子，可能在解离、识别和整合阶段是非常相似的。比如你可能会说"我的爸爸把我的弟弟拖下楼梯"，这听起来像是你正在诉说你的创伤故事，但是你说这句话的体验在医治周期的每个阶段却是非常不同的。在解离阶段，你可能在说这句话的时候并没有听到自己的故事，或者听不出这个故事是属于你的。创伤使我们的记忆和体验支离破碎——即使我们能用言语把它们表达出来，我们离自己的故事和情感也越来越远。

正如我们前面所讨论的，重复性创伤的影响之一就是你开始保护自己不受任何事情的伤害，就好像所有事情都是你曾经经历的创伤情境或事件。你把自己包裹起来，并使用任何在当时的情境中有效的保护措施：逃避、服从、抵抗、想象、鲁莽或控制。你会像相信万有引力一样相信这些保护措施——如果没有它们，你就会摔倒，摔得粉身碎骨或消失不见。这些并不仅仅是保护措施，还是你的自然法则，是你管理自己世界的规则。就像自然界的那些法则一样，只有在你挑战它们的时候，只有在解离阶段，当你做出或者说出一些要求自己不再遵从它们的事情时，你才会看见它们，然后你就会感觉你的整个世界都在分崩离析。

在我家厨房的冰箱上面挂着一张发黄的剪报，一位身披藏红花色长袍的僧人站在一排年轻士兵面前与他们对峙。士兵们整齐地站成一排，戴着灰色的盾牌和头盔，肩上挎着步枪，手里拿着棍棒。他们把盾牌举在面前，就好像这位僧人有武器会射击他们一样，尽管这位僧人没有任何武器——他只穿了一件藏红花色僧袍，在寒风中飘动，他的防御措施只有自己的信仰和信念。我保留了这张图片，因为我认为这是我见过的最好的防御。通常来说，我们认为防御工事应该是坚实且有力的，当我们遭遇自己内心的防御时，它们看起来是坚不可摧的，要看见它们是很困难的，要让它们卸下武器则更为艰难。我们的本能和直觉就是去攻破它们，强迫它们屈服。我们的内在防御就好比那些年轻的士兵，这张照片告诉了我们关于它们的一切。在那张图片中，你看不见僧人的脸，但你可以看见那些士兵的脸。这些士兵全副武装、荷枪实弹，拥有最安全的保护措施，但从他们所拥有的外在保护措施来看，他们并没有展现出坚强和力量。他们脸上的表情反映了他们的恐惧，与那些真实的勇气和信念相比，他们看起来更像是想要逃离，而不是保护任何东西。他们面前僧人的勇气的力量要比他们的大，他们都知道这一点。

即使你想要改变，或者已经看到改变对你的生活、人际关系、工作有多么重要；即使你能看到你需要改变多少，你也会发现改变自己的行为很困难。在这里，你可以把你的防御理解为一种阻抗。

阻抗被定义为"阻碍成长或变化，并朝着维持现状的方向运行的动机性力量"。精神病学家玛莎·斯塔克（Martha Stark）甚至将这种描述进一步简化为"是的"和"不"之间的矛盾："是的，我想改变。""不，我想保持现状。"她说，如果你想要在"是的"这个方向上谈论更多或工作更多，那你将感受到更多的焦虑和不舒服。

如果你倾向于避免改变或不谈论改变，那你的焦虑就会减少。所以从某些方面来看，如果你没有感觉到至少一丝的不舒服、焦虑或尴尬，那你就应该知道，事实上你并没有做任何不同的事情——你可能并没有从你的旧防御中解脱出来。正如我们之前讨论过的，当我们思考容纳之窗时，我们谈论的就是如何扩展新的行为，忍受随之而来的感受，并从努力的工作中暂时退后一步，以便取得这一切之间的平衡。当你在成长和改变的过程中工作时，学会控制紧张或焦虑的程度是医治创伤最重要的技能之一。

所有这些事情都关乎你自己。当你试着去述说它们的时候，它们看起来就是那些绝望的部分，对话的不连贯性会使你想要加速，成为那个受伤的人或那个被保护的人，而不是两者都是，也不是两者之间。交流的不协调性、那种山雨欲来风满楼的压倒性情绪、那种不能连贯一致地诉说故事的尴尬会使这个阶段变得令人特别不舒服。你正冒着所有的风险——你鼓起全部的勇气，一次又一次地去潜水下去，但在很长一段时间里，都没有得到什么直观的回报。在努力成为一个完整的人的过程中，有一个救生员在那里是很有帮助的，他会看着你一遍又一遍地跳下去、然后浮上来换气，并鼓励你继续跳。每一次潜水，每一次短小的交流都会带来一块拼图，你可以用它们来拼出你的马赛克图案，即你的整个创伤故事。

Chapter 21

笼子，重现，飞翔：勇敢敞开自己

在我上大学的时候，我做过一个梦，梦到了一只受伤的老鹰。

我在湖中游泳，阳光倾泻在水面上，周围还有很多人在游泳。我沿着湖面望去，发现一只很大的笼子漂浮在水面上，笼子里有一只老鹰。我快速游了过去，因为我担心笼子会沉下去，这样老鹰会被淹死的。我并不十分确定这个笼子是如何漂浮在水面上的，但是我很确定要不了多久，它就会沉下去。当我离那个笼子越来越近的时候，我发现老鹰的一个翅膀受伤了——它歪斜着，开裂的伤口清晰可见。我想要接近那只笼子以便打开门，让老鹰可以在笼子沉下去之前飞走。我向着笼门的方向游过去，但当我快游到的时候，老鹰开始张开它那受伤的翅膀用力撞击笼子的栏杆，同时还直勾勾地盯着我。我后退了一会儿，想让它安静下来。过了一会儿，我把手伸向鸟笼，结果老鹰又一次撞到了它那受伤的翅膀，这使它的伤势更加严重了。我感到害怕和沮丧，我很想帮助它，但我的帮助却导致了它的自我伤害。我不知道这只鸟笼还有多久会沉下去，也不知道如何让老鹰明白我并不想伤害它，而只想让它自由。但每一次我靠近的时候，老鹰都会扑打它的翅膀，它那受伤的翅膀一次又一次地撞在栏杆上，它的眼睛也从来没有离开过我。每当它再一次伤害它的翅膀时，我都会担心等我打开笼门的时候，它已经飞不起来了。老鹰盯着我的每一个动作，每当我示意要打开笼子时，它都会张开翅膀攻击我。最终我再也忍受不了这种焦虑，我醒了过来。

如果你曾试图医治创伤或帮助他人从创伤中恢复，那你可能会意识到，那只翅膀受伤的老鹰就是我们的一部分。这部分的我们认为安全和帮助有违我们直觉的恐惧反应。这个梦非常有教育意义，我从来没有找到过一个更好的例子来说明，明明面对想要的帮助，但却不能忍受也不能信任它的困境到底是怎么一回事。创伤需要疗愈，有时，我会把创伤想象成考古的碎片，它们穿过那些覆盖它们的土壤，突然浮出土层；同样，我们身上最古老的伤痕最终也会显露出来，它们是真相（truth）而不是真理（Truth），是关于你的事实，小写的那个真相。但是问题在于，这个真相并不总是以语言或者连贯的故事之类的形式出现。重复性创伤通常无法用语言表达，因此，它们往往是以行为的形式再现，而不是故事，但故事可以随着行为回归。当你一次又一次地撞击你受伤的翅膀时，当你生命中的某些东西试图改变并帮助你恢复时，它就会回来。

站在笼子外面，站在爱你的人的角度，你可以看到所有的可能性。如果你是一个在安全的环境中游泳的人，那你不可能理解笼子的魅力。在你眼里它只是一只小笼子，你知道这个世界很大，一旦出来，就没有什么是不能做或不能拥有的。对于那些外面的人来说，打开笼门出来看起来是如此难以置信地容易，因此他们很容易对那些留在笼子里的动物品头论足。

从笼子里面看的话，情况是完全不同的。笼子对笼子里的人来说是已知的、熟悉的。这只笼子，即使它可能意味着迫在眉睫的危险，但你却会感觉这是世界上唯一安全的地方。而那些安全的关系，那些想要打开牢笼之门的人，似乎比受伤和反复受伤的翅膀带来的痛苦更危险、更具伤害性。我们人类的系统总是如此依赖于平衡的经验：一旦某些东西被设置好了，我们便不想改变它，即使这些设定是错误的，即使它们会杀死我们。

我不知道为什么，但言语通常都无法让人真切地感受到创伤，它们就是做不到。在转换的过程中，总是会遗漏一些东西。这可能是因为作为一个创伤幸存者，你有着精良的保护措施，以至于感受不到自己的语言；或者是因为你的创伤从来都没有用语言表达过，所以创伤和描述创伤的语言并没有联结到一起。但事实是，告诉别人一个"可怕"的故事，通常不会像创造一个让他们感到害怕的场景那么真实。让别人感受你的感受，而不是去解释你的感受，如何通过这样的方式来交流是医治创伤过程中经常会遇到的难题。

一部分的原因是因为我们想要被理解——这是一个合理的愿望；但是我们很难相信任何人都能够按照它本身的样子去理解它。向他们展示自己的绝望，比如在他们面前拍打翅膀，就像你在帮助自己或其他处于创伤中的人时所感受到的无助一样，让他们对于帮助你也感到无助，这传达出来的信息要远远超过一句简单的"我感到很无助"，至少看起来是这样的。在第12章中，我曾经提到过一个来访者吉姆，他花了好几个月的时间才足够信任我，并最终来参加第一次会谈。他总是缺席预约好的会谈，但当我打电话问他在哪里的时候，他又会重新预约，每周都是如此，直到有一天他最终出现了。而当他最终出现的时候，他对我的信任测试又变成了另外一种形式。在与我见面的第一天，他走进我的办公室，坐下来，然后从背包里掏出一本恐怖故事的合辑。他打开书，翻到某一页并递给我说"大声读出来"，于是我接过那本书读了起来。

我并不知道我将要读的东西是什么，也不知道读出来这些是会让他感觉好一点还是更糟糕，是会伤害他还是会帮助他。我不想成为他的另一个施虐者，但也不想让他觉得我很害怕他的恐怖故事，因为从他的个人信息表中，我知道他曾经遭受过残暴的虐待。我想让他知道我"接得住"他需要告诉我的任何事情，但从他向我递来那本书的微小行为中，他让我明白了他的世界里的感受是什么样的。他把我带进了一个充满恐惧和不安的世界，在那个世界里没有什么简单的选择，更没有安全的行为。我等了好几个月才见到他，而在我们见面的第一分钟，他又开始考验我。这是一个高风险的时刻，他正在帮助我去理解：他的整个生命都在经历这些高风险的时刻。

在心理学中，我们把这样的行为称为"情景再现"或"重新演绎"。情景再现指的是通过行为而不是语言来讲述故事。有时候来访者会将他们的创伤故事几乎完全真实地在这个世界上再现。我曾经和很多遭受过性虐待的少女一起工作，她们一次又一次地把自己置于危险的境地，在那里她们会遭到性侵犯，重新体验最初的创伤；而有的时候，来访者会用不同的方式来演绎他们的经验，比如吉姆就会以那样的方式来表演，从而使自己或者作为治疗师的我能够在某种程度上体验那种创伤。

作为一个曾经经历过创伤、与经历创伤的人有联系，并且和受过创伤的人一起工作过的人，我可以告诉你，人们会受到一股强大的推动力（几乎是一种暗流的驱使）去重新演绎创伤。这种经历需要被理解、被看到。重新演绎需要得到重视与处理，在准备阶段，我们可以突破这种推动力。盼望、积极乐观和活力会帮助你打开笼子的门，让老鹰知道它可以飞出去，并且不必再回到笼子里。

但是当解离阶段开始之后，你会发现自己再一次回到了牢笼之中。你再次把自己关进了笼子里，当人们试图帮助你的时候，你就会扑扇着受伤的翅膀，警惕地盯着他们。问题是，对于经历过创伤的人来说，"回到笼子里"看起来是不同的。为了从重复性创伤中恢复，你需要对那个为你提供了虚假安全感的笼子有一种理性的尊重和理解。当你认为自己在向安全的方向游去时，你需要认识到这种激潮、这种暗流将会出现，而解离正是事情开始松动或疏散的阶段。

在我医治自己创伤的早期阶段，我无法忍受有关剃须刀片的画面。多年来，我都无法停止想象它们划过我的手腕，划过我的喉咙。我无法理解这一点，我并不是一个自残的人，所以有这些想法和想象让我感觉自己是一个异类。这些画面在我的脑海中总是持续不断，但它们却并不陌生。在我母亲经历的多次自杀尝试和危机中，她都会威胁说要割腕。她会把自己锁在卫生间里，威胁说要把剃须刀片吞下去，我的父亲则会歇斯底里地在外面大喊大叫，有时甚至会破门而入阻止她。那些闪现在我脑海里的画面看起来就是一种交流的方式，而当我感受到愤怒或羞耻等负面情绪时，这种情况会更多地发生；当我认为自己被抛弃了的时候，它们会更多次地出现。

很长时间以来，关于这些场景或想象，我都不曾告诉我的治疗师。它们看起来太真实了，以至于我害怕，如果我谈论这些事情，我会像对待自己一样对待她：恐惧地把她扣为人质。在我看来，说出我能看见"我自己正在割腕"，和实际动手去做是一样的。我紧紧地抓住这些画面，即使它们没有任何益处。它们的持续闪现和力量意味着我生活在一个暴力的世界当中。我买了一些剃须刀片并把它们放进我的背包里，拥有这种实物让我感觉到一种不可思议的心安，直到我开始意识到这种感觉很"爽"，我吓坏了，于是我决定与我的治疗师谈一谈，我走进她的办公室，向她交出所有的剃须刀片。

把这些东西统统交出去是一种解脱，但这并不是因为那些危险的事情消失了，而是因为这些有形的物体比语言让人感觉更真实。我是一名治疗师，这个事件发生的时候，我也在以治疗师的身份工作，我相信语言的力量，但我并不理解情景再现的力量。我无法明白为什么交出剃须刀片会比简单地说一句"我感觉非常不安"让我感觉更好，但我必须承认，事实就是如此。我并没有危及任何人的生命，但是一开始，语言总是让人感觉像一位糟糕的体验传递者。我认为认识到这一点是很重要的，但无论如何你都不要放弃谈论自己的创伤。多年来，我认识到，谈论创伤更像是学习演奏一种乐器，而不是交谈。你心灵的创伤故事就是乐器，它非常复杂，当你开始演奏它的时候，听起来就好像是你第一次尝试吹长笛或萨克斯。它听起来几乎什么都不是，也不会触动你的情绪，只会使你感到尴尬和愚蠢，因为你正在学习在众人面前演奏乐器，并且想让他们听懂你；但是随着时间的推移，你会演奏得越来越好。由于你的练习，那些音符、歌词听起来将更加优美，它们将会融为一体，进而拥有意义。我保证这是真的。

待在笼子里的问题是，你是看不见笼子的；相反，你看到的是外面的世界——一个被栅栏扭曲的世界。不知何故，你看不出自己处于一个糟糕的位置——你认为这就是整个世界。当我与那些自我毁灭的想象做斗争时，我相信它们就是我的真相，从某种意义上说，我相信它们正在试图告诉我一些事情，那就是"我就是一个自我毁灭的人"。那些想象是如此生动，以至于我觉得就应该那样去行事为人，而且它们的影响是如此之深，以至于妨碍了我的判断力。

当我最终能够讨论它们的时候，我开始意识到它们只是我被动产生的画面，就好像有人把胶卷放进了我的脑子里一样，这些画面都不是属于我的。在看清了这一点之后，我也就能够放弃它们了。之后，每当它们出现的时候，我就会说"不是我的，走开吧"。我想要澄清的是，我并不是在建议将重新演绎作为一种治疗的理论或模型，作为治疗师和来访者，我重视把感受、记忆以及经验转换成语言的工作，这些语言可以被分享，然后以连贯故事的形式存储在你的记忆中。这是一项重要的、改变大脑、治愈内心的工作，但我认为承认我们反复经历的创伤并不总是以简洁的篇章呈现出来的也很重要。当我们依靠他人的帮助，并敢于让他人帮我们修补受伤的翅膀时，我们需要能够谈论那些以行为和行动的形式进入我们生活的故事，并与它们一起工作。

Chapter 22
解离阶段一些有用的练习

那么，在解离阶段有哪些切实可行的方法是你能够用来支持你的医治工作的呢？解离真的会影响你的感受的稳定性，会肆虐你的情绪，所以任何能帮助你自我调节的练习——帮助你既能待在你的容纳之窗中，又能渐渐地扩张它——都将会帮助你在这个阶段感觉更加稳定。解离还要求你加强重建信任的工作，去依靠那些帮助你拆除旧的保护措施的关系，因此你也需要去实践任何会帮助你加强对关系的信任和交流的活动。

为了解离阶段的工作，你能做的一件具体的事就是制作一个清单，列出哪些事情会帮助你。白纸黑字地写下来，把它贴在你的冰箱上或存入你的日程表、你的电话中，这样当你遭受最严重的无序、无组织、无方向的状态袭击时，你就不需要依靠你的那个"被情绪冲昏"的大脑，因为你已经准备好了一份有用事件清单。你也可以列出一个包含帮助你感到平静的事情、会让你感受到感恩或被爱的事情，以及会帮助你重新开始的事情的清单。通过这样做，你的大脑能够最大化地支持你，尤其是当它的状态和你的情绪都比较糟糕的时候。在一些非常糟糕的日子里，你也可以制作一个一日日程表，你可以拿出一张白纸，在左边写下一天当中的各个时间点，然后在右边规划出自己当天要做的事情，这样你就知道接下来会发生什么。这也是旅游向导们用来帮助旅客感到放松和平静的方法。当我们知道接下来会发生什么而不是需要一个接一个地做决定时，我们会感到更加平静。

解离阶段也涉及解除或抛弃旧习惯或旧防御措施，而且它并不是一个"我还可以这样"的过程，也就是说，当你在生活的某个方面停止使用某个防御措施的时候，你将会在任何方面都不再使用它。当你试着去抛弃它的时候，比如，如果你正在尝试学习对拥有的关系少一点警觉或控制，那你可能会发现，你对于所有你所拥有的东西都不再那么警觉了——你"需要知道所有事情"的自动驾驶员"下线"了，这甚至可能会导致你丢钥匙或忘记已经约好的事情。在解离阶段，注意你所犯的小错误或生活中一些微小的无序是非常重要的，因为这不仅仅是为了你丢弃一些旧习惯，还是一个机会——你可以据此来确定医治创伤的工作进展得是否太快，或者确认你是否需要对自己投入更多的支持，哪怕是写个提醒你需要记住的一些琐事的便条，或者养成将钥匙放在同一个地方的新习惯。

对于解离阶段同样重要的一件事就是，要继续做那些帮助你与他人接触、交流沟通的练习，尤其是当你抑郁的时候。对于绝大多数经历过重复性创伤的人来说，在威胁之下向他人求助的能力都是一项很有限且未曾练习过的技能，因为创伤给我们所贴的标签就是"无助"。如果你经历了重复的创伤，那你通常会完全放弃寻求帮助的念头。当你进行解离的工作时，那些困难又复杂的情绪就会被激发起来，你需要去做的一部分工作，就是放弃原先那种"这个世界上没人会帮我"的假设。有些人发现有一种方式很有用，那就是每周到他们的治疗师那里进行一次筛查，比如用那种特别简单的"1~10 分量表"在 1~10 分的范围内评估自己的压力状态。这样你就没有必要绞尽脑汁寻找词汇来描述你的情绪体验了，而是可以用一种更微妙的方式来描述它们，就像病人描述他们的痛苦程度一样。你也可能想要制订一些流程或计划，比如当你的痛苦得分处于 3~5 分之间时，你会做哪些事情？什么时候你会向外寻求支持？又会如何寻求支持？哪些事情对你来说是有效的？什么时候你会给治疗师打电话、写邮件或发短信？什么时候写日记对你是有效的，什么时候是无效的？你的"亲友团"里都有谁？有时，让那些和你在一个团队里的人知道你为什么需要支持、你能从他们那里得到的最好的帮助是什么，以及你能否向他们寻求帮助都是很有用的。就和当一个酗酒者按捺不住喝酒的冲动时匿名戒酒支持者及时提供支持的方式差不多。而且有的时候，这种支持可能就只是简单地和他们待在一起，什么都不说；或者就只是进行日常的人际交流，并不一定讨论与创伤有关的事情。

在我疗愈自己和来访者的过程中，我发现了一件特别重要的事情，那就是我们开始能够把解离阶段的情绪困难当作一种闪回形式——一种情绪闪回。这种转变被丹尼尔·戈尔曼（Daniel Goleman）、理查德·博雅兹（Richard Boyatzis）和安妮·麦基（Annie McKee）称为"杏仁核劫持"，被丹·西格尔称为"大脑盖子打开"。这种体验感觉更像狼人的变身——前一分钟我还在以成人的身份进行正常的交谈，下一分钟我就跌入了某种情感上的兔子洞中，那感觉就像变成了一个无端的愤怒和惊恐的糟糕混合体。我大脑的一部分能够从远处看到我当下的感受与现实生活中正在发生的事情没有联系，但是就像看电影一样，我感觉这个情景太遥远了，以至于无法做任何事情去阻止它。

当这样的情景发生在我身上的时候，我通常称它们为"狼人时刻"。当你情绪激动时，你可能会觉得自己完全变成了一个疯子，因为你所感受到的情绪，以及你用来描述它们的字眼，与人们通常描述普通问题时所使用的语句并不一样。通常来说，只有当你遭遇生命危险、失去一切的时候，才会有如此描述。例如，当一个退伍军人因听见消防车的声音而钻进一辆停着的汽车底下的时候，他就是在经历战争的回放——这是一个合乎逻辑的逃生行为，只不过发生在了错误的情景中。在医治创伤的过程中，这些"狼人时刻"都是情绪的闪回，你需要勇气和练习才能将其识别出来，进而用语言描述你内心所发生的事情；你也需要勇气来承认自己变成了一个"狼人"，承认自己的内心体验是如此狂乱不堪、失去控制；你也需要勇气来对语言进行筛选，找到那些最能够表达你的内心感受的话语，而不是你希望的感受的话语，也不是你认为别人认为你应该有的感受的话语；你更需要勇气把这些事情大声说出来。但光有勇气是不够的，你还需要耐心，去一遍一遍地练习这些行为。在医治创伤的过程中，你会多次跌入这个黑洞中，而且每次跌入的时候，你都认为自己再也出不来了。你相信，变成狼人是最后的证明——你永远不可能再好起来了，不会再有希望了。你无法用一个活在过去创伤中的大脑来预测未来，你也无法相信一个被吓坏了的人的呐喊，你的任务就是说出什么是真实的，并带着关怀和同情把自己带回到当下。因此，最重要的做法之一就是，当你觉得自己"可以"的时候，有意识地向识别阶段转变——接受那些感觉和碎片，并尽你所能把它们表达出来。

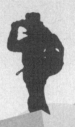

第四部分

识别阶段

我对我的历史的控制一天比一天少……它本应很容易追溯：当这件事情发生时，我在这里，接下来发生了那件事情，所有这些都不可避免地制造了"当下的时刻"……当我站在教堂里的那一刻，我意识到，在被记住的、被告知的事情和真正的事情——事实之间存在着明显的差异，而且我想我永远也搞不清楚哪个是哪个。

凯文·鲍尔斯（Kevin Powers），
摘自《黄鸟》（*The Yellow Birds*）

Chapter 23
识别：识别自己的人生碎片

很多年前，我的一位儿童来访者想要拼一张有上千块碎片的拼图，我们最终选择的图案是"企鹅国王和他的孩子"。我们就这样开始了我们的拼图计划：把一张可折叠的桌子放在我办公室里靠近窗户的地方，这样我们就可以一起来拼拼图，并且可以在"收工"后把它留在那里。那里很安全，离其他玩具和游戏的地方都很远，所以其他前来见我的孩子不会妨碍到我们这个建造中的"工程"。在这里，放置一张桌子，就代表着准备阶段——建立一个安全的空间来放置碎片盒；接下来我们打开盒子，把里面的碎片都倒了出来，这个行为代表着解离阶段——把旧的收纳盒（防护措施）彻底打开，使碎片展现出来；接着，我们对这些碎片进行了分类，弄清楚了哪些碎片可以拼在一起，并最终组合成一幅完整的图案，这就是识别阶段。

在拼拼图的过程中，从把所有的碎片都倒到桌子上，到拿着一张完整的拼图坐在那里欣赏，你需要花费大量的时间和精力。你可能会想当然地认为，由于你拥有所有的碎片，因此把它们拼成一幅完整的图案会很容易。我的来访者和我也认为，我们可以从找到组成企鹅的碎片，或先拼起一个角来开始我们的工作，但事实上，很多碎片单独看起来都是四不像，难以分辨出到底是什么。那个白色的碎片到底是冰川的一部分还是天空的一部分呢？那个黑色的碎片到底是冰川的一部分还是企鹅的一部分呢？最终我们发现，在把拼图拼起来之前，我们首先需要一个系统来对这些碎片分类，然后才是更精确地识别它们，并尝试性地拼凑它们，先组成一些较小的图案。而这三项任务——分类、确认、试验它们是否合适——

正是识别阶段的关键。对于我们的企鹅拼图，我们是从寻找边缘部分的碎片开始的，然后我们尽最大可能将碎片按颜色进行分类，再然后我们开始试验性地把一些碎片拼在一起，看能否先拼出部分图案，以便更好地识别。

虽然企鹅拼图的上千块碎片已经是很难分类整理的了，但是创伤和创伤记忆要更为复杂。它们不是一幅图案或者一个故事，对于重复性创伤，你拥有的是不止一个甚至好几打拼图，并且这些拼图的碎片——可能有成千上万个——全部混合在一起。这其中，有些图案的碎片是齐全的，但是绝大部分的图案都没有全部的碎片；有些碎片是清晰可辨的，而有些则已严重受损，以至于你无法辨别它们可能是什么。因此，我们在此需要的比喻不是一张简单的拼图，而是那个可以称得上是世界上最复杂的拼图——《死海古卷》(Dead Sea Scrolls)。

《死海古卷》之所以如此命名，是因为它们被发现于离死海大约一英里远的昆兰山洞中。从 1947 年到 1956 年间，古卷的碎片分别在 11 个洞穴中被发现，第 12 个洞穴于 2017 年才被发现。《死海古卷》被认为是现存第二古老的希伯来圣经文本，可以追溯到公元前三世纪到公元一世纪。有些文本是完整的，但绝大部分的文本都是支离破碎的，有超过 10 万个碎片，15000 个片段，它们组成了超过 900 个不同的手稿。有些手稿讲述的是同一个故事，或者同一个故事的不同版本，例如《创世纪》的多个版本。这些古卷是用三种不同的文字写作的：希伯来文、阿拉米文和希腊文。还有一些碎片遭到了破坏，难以辨认。把这些碎片拼起来是一项艰巨的任务，但也是非常重要的任务，这不仅是一个历史的宝库，而且是我们理解现代宗教信仰的发展历程和起源的关键，这些信息可能对未来的宗教信仰和行为具有启示意义。

现在，你该如何将这 10 万多个涉及 900 多个不同手稿的碎片拼起来呢？你开始的方式与我和我的来访者差不多。你可以从分类开始，尝试理解和识别每一个碎片。《死海古卷》的碎片最初是根据书写的材料进行分类的——羊皮纸还是纸莎草，然后是按照语言、笔迹、行间距和故事本身来分类的。它们被分类放置于玻璃盘子上，这一方面是为了保护它们，另一方面是为了方便分类，使工作人员能够识别出哪些碎片属于哪个故事，并在他们试着把一些碎片拼在一起的时候去验证它们最初的分类能否成立。

无论是对于"企鹅国王和它的孩子"那种简单的拼图，还是对于《死海古卷》这种高度复杂的组合工作，分类都不是一个线性的任务。因为碎片实在是太多太多了，所以我和我的来访者经常是分类整理一次之后，又不得不从头再来。因为我们总是会发现，那些一开始被当作企鹅部分的碎片，最后却是冰川，而我们认为是冰川的碎片，最后却是天空。这种归类、确认的过程需要你一遍一遍地猜测这些片段或碎片的类别，给它们命名：冰川、天空、羊皮卷、《创世纪》，并尝试在某些背景和上下文中理解它们。当我们谈论医治创伤时，识别工作可能会更令人困惑；但是从根本上讲，它是同样的过程。它更让人困惑的原因在于那些经验的、情绪的，或图像化的碎片，虽然被我们赋予了语言——我们会讲述关于它们的故事——但它们并不是全部的碎片，不能组成那个我们即将在整合阶段拥有的有关我们经历的完整故事。在整合阶段，我们会将所有的碎片汇集到一个地方，对我们的经验赋予意义，感受和明白它是属于我们自己的，并感受它的影响力。而在识别阶段，我们只是在进行初步的尝试，尝试去弄清楚这些碎片到底是什么，以及它们可能会如何拼插在一起。这是我们第一次尝试去讲述一个曾经发生的故事。

以色列的研究人员观察了一位创伤幸存者是如何随着时间的推移讲述他的创伤经历的。这项研究着眼于一个人会如何应对一次性的创伤事件，而不是重复的创伤。但是这个例子却为你提供了一种方式，使你能够明白识别阶段是如何起作用的、处理创伤性经验的过程是如何允许你去赋予它意义，以及创伤是如何与你的同一性和个人生活联结在一起的。在这项研究中，研究者们跟踪调查了五名在恐怖袭击中幸存下来的男子，当时他们正在去度假的路上。研究人员在这些人被袭击后进入急诊室时对他们进行了采访，并在随后的不同时间点进行了追踪。在每一次的采访中，研究者都让他们回答相同的有关他们创伤性经历的问题，这些问题着眼于一个人叙述创伤故事的三个重要因素：连贯一致性、建构意义和自我评估，这三个因素对于一个人如何应对创伤是非常重要的。研究者注意到，在恐怖袭击发生后，这些人第一次描述的他们在急诊室的经历是支离破碎的，只有部分描述。随着时间的推移，他们逐渐能够讲述更为连贯一致的故事，他们的故事不再那么碎片化，这就使他们能够对这次事件赋予更多的意义，其中最引人注目的就是他们的故事是如何随着时间而变化的。研究人员报告说：

> 第一周的时候，一位幸存者用"歇斯底里"来形容自己当时的表现——我在那个恐怖的场景里大喊大叫；而在接下来一周的采访中，他开始责备自己吓坏了其他幸存者，也吓坏了所有人；但随着时间的流逝，他对自己的"大喊大叫"又有了不同的理解。四个月后，他真诚而又自发地说，事实上他的大喊大叫救了所有人，因为那些赶来营救的士兵正是听到自己的呼喊声才来的。

这位幸存者对于创伤的碎片记忆之一就是他的大喊大叫。识别阶段就是他尝试诉说自己的经历，以及"大喊大叫"是如何成为这个经历的一部分的。在识别阶段的第一个子阶段，这个人认为"我是歇斯底里的"，在第二个子阶段是"我的大喊大叫吓到了所有人"，而更长时间之后变成了"我的大喊大叫拯救了所有人"。这项研究非常清楚地显示出创伤并不仅仅指发生了什么或者那些客观的事实——"我被袭击了，因此我大喊大叫"，它还包括作为一个幸存者，你所经历的主观体验，以及你在整理创伤经历时构建现实的方式。

前面这个例子讲的只是一个一次性的创伤事件及随后发生的处理过程，处理重复性创伤的过程则有些不同，这部分是因为持续的创伤干扰了我们随时间推移修改初始故事的能力。最乐观的情况是，你能够理解你用这些创伤碎片创造的第一个故事，并从创伤中生存下来，从创伤带给你的无助感中获得一些掌控感。所以你所拥有的第一个故事，与其说是创伤故事，倒不如说更像一个关于你如何保护自己免受其害的故事；而在另一些案例中，当事人甚至都没有一个保护性的故事，有的只是一个个创伤经历的碎片。然后这些碎片或者保护性的故事就被埋藏在了一次又一次的创伤经历的重压之下。你周而复始地做同样的事情：创造一个保护性的故事，或是埋藏那些碎片，继续前行。

因此你去见治疗师，并开始诉说你的创伤故事。听起来那就是你的故事，有连贯性，有开头、中间和结尾，也有因果关系。但那个故事并不是真正发生的故事，或者说它并没有将故事背景考虑在内。比如，我的一个来访者非常确信在她很小的时候，她的叔叔猥亵她是她自己的错误。在解离阶段，她开始能够诉说自己的故事，在她看来，那就是一个关于创伤的故事；但它也是一个真实的防御故事——保护了她免受无助感以及无人保护的愤怒的侵袭。她把这些创伤归咎于自己，这样她就能相信自己有能力在未来保护自己。在解离阶段，她告诉我的故事和她在治疗中的体验（她感觉自己深受保护，也许是人生中的第一次），以及我提供的反馈（"你真的认为一个九岁的孩子应该对一个成年人的行为负责任吗？"）——所有这些开始戳穿她故事中的漏洞。这个原始的故事开始变得支离破碎，这就是解离过程。所以她回到了故事的碎片中——她对这个故事所拥有的画面和情绪，只有一部分是新的，因为那个旧的故事能保护她免于某些感受。然后现在进入了识别阶段，她开始尝试用一些不同的方式来理解这个故事——通过不同的方式来探索情感，或者找到不同的有利位置来观察发生了什么。

她的目标是，一次只诉说自己故事的一部分，朝着一个地方前进，在那里，她最终可以用一种更真实的方式来看待自己——一个经历了非常可怕的事件的孩子。当她诉说这个故事的每一个片段时——她曾经看到了什么，听到了什么，当时有什么感受以及现在谈论这些时又有什么感受，对于一个孩子的需要她理解到了什么——她开始明白，其实她才是那个需要保护的孩子。现在她不得不重新思考如何才能照顾自己，并创造新的假设：那个事件中哪些是她的责任，哪些不是。当故事开始转变为把现在的她和儿时的她同时容纳进来时，她就能够体验并迎接所有与之相伴的感受，然后她就进入了整合阶段。当旧的故事破碎瓦解时，分解出来的那些碎片将与所有的碎片汇集在一起，从而组成那个创伤中的你和现在的你，并保持这些信息对你继续向前的影响，而识别正是在这之间进行的工作。

所以，即使是像企鹅拼图那样相对简单的东西，你也需要尝试多次才能识别并把碎片拼起来。你可能会抓起同一个碎片数十次，但还是不知道它到底是什么东西或它将如何与整幅图案相联系。《死海古卷》的碎片也是如此，在识别它们的时候，工作人员进行了无数次的尝试。事实上，为了读懂某个碎片，研究者有时甚至会用上 DNA 测试或红外线技术。把手稿拼在一起的初次尝试，事实上妨碍了后面拼起整个文本的工作。就像我在前面所讲的那个儿童猥亵的例子一样，那个认为"都是我的错"的创伤故事，事实上妨碍了当事人对自己的创伤故事有一个更完整的叙述，也妨碍了其将之整合进自己生命的能力。20 世纪 50 年代早期，当学者们第一次把《死海古卷》的碎片拼起来的时候，他们使用了新发明的胶带；但他们并不知道胶带里面的黏合剂最终会对文本造成巨大损伤——工作人员要进行数十年的保护和修复工作才能够再次读懂那些碎片，并把它们正确地拼凑在一起。

拼图游戏的碎片是清晰可见的，是视觉场景的一部分，但对于《死海古卷》来说，那些碎片既是有形的客观实物，又是写下来的文字。对于创伤来说，不同的片段也是以多种不同的形式存在的：有视觉化的——我们所看到的，以及我们想象到的；也有可以用语言表达的——有时你会从诉说一个古老的故事开始；还有的是声音或气味；它们还可以是生理上的——你身体里的感觉；它们可能是保护性的，也可能是破坏性的；它们还可能是一些感受，会触发你不同层面的情绪。而识别阶段的工作就是一块一块地拾起每个碎片，然后竭尽所能地去谈论它。有时你是第一次谈论这个碎片，有时你甚至可能是第 13 次来谈论它；有时你的碎片是清晰可见的——你可以在头脑中清晰地看到那个画面，但却无法用语言来描述它；有时，你可以感受到，但却无法讲清楚这个故事。在识别阶段，你只需不断地拾起那些碎片，一次又一次，然后讲述你能够讲述的故事，再看看还有什么与之相关，以及你对它还有什么别的理解。现在让我们来看一个有关识别过程是如何在治疗中起作用的例子。

我的一位来访者最初来找我是因为一个外科减肥手术的评估。她的评估结果显示，她正在与情绪化进食和暴饮暴食做斗争，在这种情况下做减肥手术是非常危险的。最终我们决定，她先参加一个饮食觉察小组，这样她就可以对自己的饮食有某种程度的控制，从而更好地执行一个严格的节食计划，这是对所有想做外科减肥手术的人的要求。听到必须先参加这个小组才能做手术后，她非常失望，但她还是去参加了这个小组。当小组学习结束时，她再一次前来见我，声称要接受个体治疗，因为她发现自己需要处理一些在小组工作中产生的问题。她意识到她的饮食和体重问题并不会仅仅因为一个手术而改变——她在儿童期经历的那些创伤，多年来她以为已经过去了，但其实依然困扰着她。

在进行小组饮食觉察练习时，她开始将自己的饮食和体重问题与童年创伤史联系起来。在这个五阶段模型中，她从参与小组开始进入她的准备阶段，当她依靠团体的支持去进行那些练习的时候，她的过往故事和旧的保护措施开始瓦解。在她刚开始加入小组的时候，她对于个人的饮食情况所编写的故事是"我无法控制自己的饮食，我完全失去了控制，而外科手术是我唯一可以用来控制饮食的方式，因为在手术后我将别无选择，只能遵守严格的饮食要求"。当时，她认为自己"破碎了"，而手术可以"修复"她。在小组工作中，她开始看到，这个故事与她的生命现状并不相符，也是站不住脚的。她曾经以为自己对一切都失去了控制，但事实上，作为一名护士长，她在工作中游刃有余，表现出色。她在设定界限以及管理工作方面没有任何问题。她的旧故事再也站不住脚了，她正在经历解离的过程，不再相信那些她曾经认为真实的东西了。

这就是从解离阶段向识别阶段过渡的地方。我们从她的第一个拼图——关于她的饮食和她对此的感觉开始，而这第一个拼图就是她关于失控的第一个故事。我们从这个片段开始，看看它与什么相关，以及这些联系会如何帮助我们理解其他片段。失去控制对她来说是什么感觉？除了饮食方面之外，她还有其他感到失控的时候吗？这个关于饮食失控的故事与她小时候的感受有什么联系？当她第一次报告自己暴饮暴食的经历时，她用的是一种"死记硬背"的方式——一种公事公办的方式，不带任何感情——就像回答减肥手术调查中需要回答的问题一样。所以有时候，当你开始拾起那些片段的时候，你明明打算讲述你故事的新片段，但是当你真正试图述说它们的时候，最先浮现出来的还是那些旧的故事。没关系，这只是一个开始，你只需再次捡起这个碎片。

慢慢地，当她谈到自己的饮食问题以及小时候的经历给她带来的失控感时，很多不同的情绪开始浮出水面。她首先能够识别出来的情绪，就是由于肥胖以及无法控制饮食而产生的羞耻感。尽管她很想述说自己童年的故事，但最初的交流还是仅限于她在当下的体验，以及对与我谈论体重和被评头论足的恐惧。当你试图用文字和语言来表达自己的故事时，会产生许多不同的情绪。有时它们是你在创伤中体验过的情绪，有时则是你当时没有体验到的情绪；有时它们只是一些次级情绪，即你对拥有某种情绪而产生的其他情绪，比如，我可能会因为自己倾诉了一些让自己感到脆弱的事情而生气，或者我可能会因为生气而感到羞耻——这些都属于次级情绪。当她能够不带羞耻地谈论这些的时候，她说自己感到很害怕。尽管她想要做手术，想要减肥，但事实上她也害怕如果不能再用吃东西来安慰自己该怎么办；她还害怕，如果自己真的减肥成功了，就会被更多的人注意到，她觉得自己现在的体重可以让她做一个"隐形人"，这让她感到很安全。这是她故事中的一个很大的转变，"吃东西"从一件让她感到失控的事情转变成了她能够识别出来的、使她感到更安全的事情。然后我们在安全感的拼图片段上花了一些时间，这期间她开始能够更具体地谈论那些创伤，她告诉我她母亲的男朋友虐待她的妹妹，以及她为了保护妹妹而睡在妹妹房间的地板上。现在越来越多的片段被识别和描述出来：失去控制的感受、羞耻的感受、恐惧的感受、对安全的渴望以及她妹妹遭受的虐待。我们对这些方面的每一个部分都分别进行了讨论——我们并不是故意为之，而只是因为它们还没有被整合进一个完整的故事中。

Chapter 24
记忆：创伤如何影响了我们的记忆

在经历了短期的创伤后，有时我们可以记住这些故事，并向一个有爱心的见证人诉说。但从前一章的例子中我们了解到，即使只是目睹了一次恐怖分子袭击，当事人的故事也更新了好几个版本。重复性的创伤总是包含三个不同的方面：曾经发生的创伤，你为了生存而做的事情、采取的保护措施，以及由于创伤的存在而没能发生的事情。医治过程的中间阶段允许你讨论创伤的所有这些方面，并对它们进行处理；因为事实上，你并不只是在讨论创伤史，你也在讨论自己当下的体验、自己在医治创伤之旅中的体验，以及什么妨碍了这样的对话和交流。

在解离阶段，你开始与你的防御机制——那些保护你免于感觉失控的保护措施"角力"。你极力地挣扎，竭尽全力地想要摆脱它们，这样你就能讨论那些曾经发生和没能发生的事情。而在识别阶段，你将努力与你的记忆决斗——与那些你记住的和记不起来的事情，以及那些你将会认识到是"基本操作系统"的记忆决斗，这些基本操作系统的记忆关乎你的生存策略，并与你所形成的世界观密切相关。为什么把某些信息提炼出来是如此困难呢？是什么让这些事情看起来不连贯？为什么诉说自己的故事那么困难？为什么交流起来那么困难？所有这些存储在你大脑和身体中的信息都是记忆，我们的历史是记忆，我们的同一性是记忆，我们的能力也是记忆；我们处理人际关系的模式是记忆，我们的应对技巧是记忆，我们对创伤的体验也是记忆。我们所经历的创伤影响着我们记忆的方方面面——接收信息的方式，存储信息的方式，以及检索、提炼、捕捉信息的方式。没有对记忆的理解，你就无法完全理解或怜悯自己对创伤的反应，你也无法理解自己在过去和现在用来保护自己免受创伤的那些方式，你更无法理解为什么从创伤中走出是那样困难。

　　去年夏天，我驾车行驶在波士顿郊外的128号公路上，其间经过正在被拆除的宝丽来①总部，那是一片可怕的景象：电线、钢筋和混凝土倒塌一片，遍地废墟，与它的彩虹标志并列，看起来就像被轰炸过一样。几天后，这些就都消失不见了。在我小的时候，宝丽来就是未来的象征，但现在它却从风景中消失了，有点讽刺的是，我感觉像是被抹去了一个记忆标志，有关未来和过去的东西一下子被毁灭了！在《星球大战》中，当死星被炸毁的时候，它所拥有的原力在整个银河系中都被毁灭了。宝丽来大厦的拆毁是否也会释放出一种化学能量，从而制造这些景象呢？当人们打开他们1978年的影集时，原本存放中学毕业典礼照片的那页会是空白的吗？

我们可以用"柯达时刻"来形容这个瞬间，但照片确实捕捉到了当时正在发生的事情，你也可以把它"有形"地带走。尽管大脑中记忆的编码方式是不同的，但你在用宝丽来胶卷拍照时所发生的事情与大脑的记忆过程之间有着非常有用的相似之处。调焦，对准，点击。宝丽来胶片的底部含有成包的光化学物质。传送胶卷的卷轴会把化学物质的包装打破，并将其分散在胶片上和各层之间，这就启动了化学反应。一种试剂被涂在胶片上，一旦化学物质在中间相遇，试剂就开始变清澈。当它变得清澈时，你捕获的图像就会慢慢出现，你就得到了一张成型的显影照片。就像用宝丽来胶卷拍照一样，记忆过程也会产生一种巨大的化学反应。我们如何记住事物、记住什么、能记多长时间本质上是一个化学过程，这个化学过程对创伤高度敏感，而且可能会被创伤改变。

　　在我们讨论化学物质和大脑结构的复杂性之前，让我们先来看看记忆的主要组成部分。我们时时刻刻都在自主或非自主地接触外界世界的信息，为了使这些信息进入我们的记忆系统，它们必须先被编码成"大脑的语言"。它们必须持续足

---

① 宝丽来公司于1937年由艾德温·兰德和乔治·威尔怀特所创立。早期以生产太阳镜和发明其他光学技术为主，第二次世界大战以后才转向照相设备。2001年，宝丽来宣告破产。——译者注

够长的时间来得到整合和巩固，以进入长时记忆。在理想情况下，它们应该会得到充分的分类，就像我们文件柜里标签分明的马尼拉文件夹一样，以便我们能够在需要的时候进行检索。而且记忆会受到以下各个方面的条件的影响：我们如何处理输入的信息，信息是如何被编码和巩固的，以及我们应如何对其进行检索。创伤经历尤其影响记忆的各个组成部分。如果我们回顾一下我们在本书开始时所做的区分——一次性创伤和重复性创伤，那你会发现，不同性质的创伤记忆甚至在它最终如何影响记忆，或我们容忍、理解和治愈创伤的能力方面也可能会有所不同。

为了理解创伤记忆，以及创伤对我们思考和记忆方式的影响，首先了解你的大脑和记忆是如何工作的是很有帮助的。医治创伤的很大一部分工作都涉及医治记忆——不是去改变它，更不是去埋葬它，而是帮助你的大脑在那些被尘封的、从未建立联结但需要联结起来的事物之间建立联系。从创伤中恢复是一种学习和成长，而学习和成长实际上也是记忆的一种形式。

为了理解记忆是如何工作的，你需要先去理解你的大脑是如何进行交流的。让我们先从认识你的大脑开始吧！大脑的基本组成单位称为神经元或神经细胞。你的大脑至少有 1000 亿个神经元，它们形成了 100 兆个神经连接或突触。

那么，信息是如何传入我们大脑的呢？我们是如何"下载"这个世界的呢？这个世界是通过我们的感官接近我们的：我们会看到事物、听到事物；我们会用鼻子闻，也会去品尝各种东西；我们也会感觉或触摸一些东西——通常情况下，我们是通过各个感官综合进行感知的。我们感觉器官中的神经细胞或神经元——我们的眼睛、耳朵、嘴巴、鼻子、味蕾和皮肤——与大脑中的其他神经元相连接，将来自外部世界的信息传入我们的大脑。

在我写作的时候，我旁边有一杯热腾腾的薄荷茶。我凑过去闻一闻，这就触发了我的嗅觉神经之间的感受器相互交流，直到感觉信息到达我的大脑。这些感觉信息通过两条不同的路径进入大脑：高通路通过海马体和大脑皮层，低通路通过杏仁核。这两者有什么区别吗？为什么会有两条路径呢？低通路事实上相当于我们的紧急事件广播系统——一个快速且简单直接的中继系统，以确保任何输入的信息都不会造成迫在眉睫的危险。由于我的薄荷茶并没有引起我的杏仁核怀疑"有危险"，因此是我的海马体和大脑皮层来给这个味道命名，并回忆我过去和它的联系——上大学的时候，我为了准备期末考试而喝了很多薄荷茶；我曾在一栋古老的学术大楼里的政治休息室里学习，那里有电热板和茶壶——薄荷茶的味道能够很快将我带回到那个房子里。

但是如果输入的信息不确定或模棱两可，会发生什么呢？如果我并不认识现在所看到的事物，又会如何呢？如果某个黑黢黢的东西进入了你的视线范围，那你可能立刻就想逃跑，即使它只是一片树叶或其他根本不会伤害你的东西。这是因为传入的视觉信息是先通过低通路传输到杏仁核的，而你的杏仁核也在第一时间做出了回应："它看起来很危险，赶紧跑。"然后，信息才通过高通路传输到海马体和大脑皮层，这一过程从神经学的角度来说是相对较慢的："嗯……这是什么东西呢？是一只鸟吗？不是，那是飞机吗？等等，也不是。哦，原来是一片树叶。"它实在太慢了，在大脑皮层识别出这个东西只是一片树叶之前，你的杏仁核早已告诉你要"跑路"了。当我们没有被触发去想象危险的时候，就是海马体和大脑皮层的通路在起作用，但杏仁核通常是近水楼台先得月——在你负责思考和记忆的那部分大脑启动之前就发出了指令。

事实上，你甚至不需要有意识地记住一些东西就能使你的杏仁核做出反应。在我的神经心理学研讨会上，我了解到一个女人经历了一场可怕的车祸并陷入了昏迷，但醒来后却完全不记得这件事——对车祸完全没有记忆。但是每当她开车经过事故发生的十字路口时，她都会经历所有的压力生理反应：心跳加快、呼吸急促和焦虑不安。关于十字路口的感觉数据通过低通路被传输到了杏仁核，而杏仁核则存储了这一信息：这是一个危险的地方。尽管在她的海马体或大脑皮层中并没有相应的关于事故的长时记忆，她的思维脑不知道那个十字路口或事故，但她的情绪脑知道。因此，杏仁核就为她的身体拉响了紧急警报。

杏仁核和海马体都是我们在有关依恋的章节讨论的边缘脑的一部分，它们都属于我们大脑中编码信息的主要系统。你的杏仁核存储着你的情绪记忆，以及你生命最初两年的大部分记忆。

　　而海马体，简而言之就是用来编码知识的，即你知道、了解或学到的信息，涉及人、地点、事件、物体和消息。这种对知识的记忆被称为外显记忆或陈述性记忆。它能让你回答下面这类问题：怀俄明州的首府是哪里？你的父母在哪里结的婚？你小学学校的名字是什么？帽子用法语怎么说？信息输入到海马体后与大脑皮层建立联系，那里是存储信息的神经细胞的海洋。

　　另一个记忆系统通常被简称为内隐记忆或程序性记忆系统，这个系统由杏仁核、纹状体和小脑组成。它们被用来编码情绪记忆和动作记忆，后者涉及那些你懂得、但你并不总是清楚地知道你是怎么学到的东西，它也是有关动作技能的记忆，比如吹口哨、系鞋带或骑自行车；这两种记忆都涉及我们的情绪和习惯，也是我们在前面的例子中所了解到的记忆类型——尽管车祸并没有给那个女人留下有意识的记忆，但她就是知道十字路口很危险。我们的无意记忆系统是在后台运行的，这是一种为提高速度和效率而设计的存储系统。你做动作任务的能力，比如走路、写作或开车，不应该占用太多的认知空间。当你第一次学习某个东西的时候，你负责思考的大脑就会参与进来。还记得学开车时的情形吗？你必须有意识地留意所有的事情，你的手、你的脚还有路面情况。但一旦学会之后，你的动作记忆就开始正式"接管"任务，开车也因此变成了一种自动化的反射。我在学开车时学的是手动挡汽车，因此，虽然我现在开的是自动挡汽车，但有时还是会在转弯时下意识地摸挡位离合器——关于这套换挡动作的记忆依然存储在我的系统中。

　　有时，我认为程序性记忆就是一个蓝图或一个计算机操作系统。它是我们用来在世界上"运作"的系统网络，我们通常不会质疑它，因为我们没有意识到它，我们只能通过观察我们的行为去看到它的影响。它是我们的习惯、我们的反射、我们的偏见，以及我们的一些假设。越来越多的依恋理论学者和心理学家所做的工作，把我们对关系和依恋的理解归类为一种程序性记忆：内隐关系记忆。内隐记忆运作起来更像是蓝图，而不是实物——它们会告诉我们事情是如何运作的，遵循哪条路径，以及要移动什么。由于内隐记忆更多的是在我们有意识的思维之外运作的，使用的语言很少，因此它很难被有意识地检索和描述，尤其是当我们学会某项技能之后。它是我们的自动驾驶仪。

外显记忆和内隐记忆的区别对创伤记忆有着巨大的影响。由于通过杏仁核的低通路是我们的紧急预警系统，也是创伤会碰触的第一个地方，因此许多创伤都是通过程序性记忆或内隐记忆被编码的。这就意味着我们的恐惧警报系统在大多数情况下都是无意识的，因此我们很难直接操作它们。理解我们在第三部分中谈到的依恋类型的一种方法就是把它们想象成程序性记忆：安全型依恋是一种在安全感中组织自我的无意识记忆系统，而不安全型依恋则是一种在恐惧中组织自我的无意识记忆系统。

无论是通过低通路（杏仁核）还是高通路（海马体和大脑皮层），现在，信息都已经通过我们的感官系统输入进来了。一旦信息被输入大脑，它们就需要被编码——用一种我们的大脑能够理解的语言"写"下来，这样才能被存储和记忆。在这里，我们对短时记忆和长时记忆做一个区分。短时记忆又称为工作记忆，指的是信息在首次输入时停留的位置，比如，当有人告诉我们他们的电话号码时，我们会重复一遍，这就把它存入了短时记忆。短时记忆只能持续几分钟的时间，而长时记忆则可以持续数天、数周、数年，甚至永远。

信息通常通过三种可能的方式从短时记忆转移到长时记忆，这三种方式是紧急情况、重复和联结。随着应激激素的释放，紧急情况导致我们的身体产生大量的化学物质来增强神经元或突触之间的联系。此外，正如我们将很快看到的，紧急的程度也决定了大脑如何以及在何处将信息编码成长时记忆。因此，尽管紧急情况会让我们产生一种非常持久的记忆，但杏仁核却能够让我们一生都摆脱不掉这种关于威胁的记忆——通过使我们回忆或检索记忆的能力发生"故障"，不受意识控制。

重复是一种我们非常熟悉的学习方法——你正是通过重复的学习来识记所有的事实和单词，通过不断的练习来提高你的自由投篮技能的。通过在突触的神经元之间引发强烈的化学反应，重复能够使我们产生长时记忆。重复是我们最强大的学习方式，我们绝大部分的学习，无论是隐性的还是显性的，都依赖于重复，这就是为什么我们会觉得改变行为如此困难，因为新行为的建立要求你必须重复足够多的次数。

联结是指我们将某个信息片段与一些已经存在的神经连接建立联系的能力。如果我大声给你念一串九个数字，然后让你记住它，并在几分钟后给我重复一遍，那你通常会发现这项挑战非常困难，但如果这九个数字恰好是你社交账号（如 QQ 号）的数字，那么这项任务就变得简单多了，因为这些数字早就被你记住了。你只需简单地添加另外一个标签在这个已经被命名为"社交账号"的文件夹上就可以了。而且，即使我在一年之后问你这些数字，你也依然能脱口而出，因为它们已经成了你先前的神经连接的一部分。这也是为什么寻找你生命中那些你可能在其他某个时刻使用的能力和行为是非常重要的，比如，你可能从没想过，你在工作中的能力也可以用在家中或医治创伤的工作中。一旦我们学会某样东西后，把它迁移到另外一个领域要比重新学习一种新的技能容易得多。

创伤记忆

当你试图做某些事情或回忆某些事情的时候，那些最强有力的、最烂熟于心的记忆将会被首先唤起。这些记忆会主导你的行为，我们的大脑就是被这么设计的。这一事实使得那些最紧急、最实用的信息更容易被提取出来，这就是为什么创伤记忆能够如此有效地重回我们的意识；这也是为什么创伤记忆很难被我们忘记，以及为什么那些我们为了在创伤中生存而形成的保护措施很难被完全卸下。

当创伤发生的时候，我们的记忆会发生什么？在本书的开头部分，我们讨论了一次性创伤和重复性创伤的区别。我们先来看看我们对一次性创伤的记忆。在我五岁的时候，我的爸爸是一名志愿消防员。有天晚上，有人打电话通知他第二天去火车事故现场，对他来说，这次经历是如此非凡，以至于第二天一大早他就把我们弄上车去看。那个场景的画面对我来说至今仍历历在目。当时我只有五岁，我对将要看到的一切都没有做好心理准备。那个满目疮痍的悲剧现场让我有些招架不住，那是一列货运火车，车厢散落了一地，很多东西都被大火烧尽了，最靠近我们的车厢装了很多书本，这些书本散落在地上，一片狼藉，有些被烧毁了，有些还是完好的。在我看来，当时我的"招架不住"，部分是由于一个五岁孩子对这个世界的认知：所有的物品从某种程度上都被人格化了，这就意味着它们具有一些人类的属性。看着这列被毁坏的列车，我感觉它"死"得很痛苦，而且书籍是我最好的朋友，看到那么多书散落在地上，我的内心无比煎熬。我受到了严重的惊吓，并要求离开。我依然能够清楚地看到那个如摄影作品般高清的画面。在我找到保护自己的方法之前，这段经历就这样定格在了我的脑海中。有些信息在进入我们的系统时携带了一定剂量的额外的应激激素，这会打破我们日常的注意力防御系统，使那些信息得到快速的编码。因此，创伤事件或创伤体验就被存储为一种格外鲜活的记忆，并且有着令人难以置信的持久性。

就记忆的存储方式而言，重复性创伤与一次性创伤是非常不同的。就在火车失事的那年，我的父母发生了一些非常严重的暴力冲突。我知道这些事情的发生是通过后来发生的其他事情以及我从其他渠道听到的故事，因为我对这些冲突的记忆只有一些模糊的、支离破碎的画面——不像火车失事——尽管我父母的战斗更可怕，更让人受伤；但目睹这些冲突与目睹火车失事的后果是不同的，父母打架对我而言是一种重复性创伤。在我五岁的时候，我就已经想办法保护自己不受强烈创伤带来的严重痛苦的影响——通过把所有关于打架的信息或经历都不纳入记忆中。

需要记住的是，我们的记忆会受以下方面的影响：我们是如何接触信息的；它是如何被编码，又是如何被加强和整合的；我们是如何提取它的。长期的持续性创伤会影响所有这些方面，首先，我们不会用我们接触火车事故现场的方式去接触或关注创伤性信息。当我目睹火车事故现场时，我是完全清醒的，我的眼睛睁得大大的，我也能闻到火焰的味道；而在我父母打架的时候，我并不是这样的，我要么麻木，要么处于一种游离的状态——也就是说，全神贯注于我想象的那个世界，而不是当下正在发生的事情。变得麻木改变了我们摄入信息的方式，如果你的手被冻得失去了知觉，此时有人让你闭上眼睛，然后递给你一样东西，那你可能很难清楚它到底是什么。如果你用毛巾裹着麦克风，那么传入的声音就会被掩盖，而当我们的感官系统变得麻木时，外界输入的创伤性信息就不会被那么清楚地记录，或以一种有序的形式被组织，它会被当作一种噪音。虽然它也可能会加强过往创伤的神经通路，但它并不是作为离散事件或离散信息被记住的，而是作为一种情绪记忆、一种动作记忆，作为创伤的"日常演练"被存储的。

儿童尤其擅长于建造防御措施来保护他们自己免于陷入重复性创伤造成的痛苦。成年人也会这样做，但由于儿童可选择的保护方式较少（他们不能逃跑或离开），因此他们不得不使用大脑的能力来限制信息的输入。第一种防御措施就是我刚刚提到的麻木；第二种常见的防御措施是分离（又称解离），分离常被描述为"我离开了我的身体"或"我感觉自己从现场消失了"。这是大脑的一种能力，让你感觉那些当下正发生的情景并不是发生在你身上的。很多人在描述创伤时会说感觉自己好像置身于上空，俯视创伤性事件发生的场景。他们确实能够亲眼看见所发生的事实，但似乎是从房顶往下看的。

分离的意义在于它创造了一种感觉像是"不是我"的存在状态。在最极端的情况下，分离的状态可以导致一种有组织的人格类型，一种曾经所谓的多重人格障碍，现在被称为分离性身份障碍；但是所有的分离状态都是从一个人的记忆功能以及每天都运行的大脑的学习功能中分裂出来的。这相当于在遭受创伤期间，我们启用了一种不同的计算机语言，并使用了一个新的硬盘或一组独立的计算机文件，而创伤记忆基本上都被存储在这个新的硬盘里，它保护原来那个硬盘不需要处理创伤。这种分离并不是你所选择的，而是你"要么能，要么不能"的，但人们或多或少都有分离的能力。从我与创伤幸存者打交道的经验来看，那些在重复性创伤中生存下来但不具备分离能力的人，通常是使用毒品或酒精作为替代方式来自我保护或达到麻木状态的年轻人或青少年；但无论你是使用毒品还是经历分离，都会涉及内源性鸦片制剂（类似于人体自身制造的麻醉药品）的增加，这种改变的状态会影响你处理和编码输入信息的方式。

除了释放体内的化学物质来麻痹或改变意识状态，压力还会改变信息的传输通道或编码方式。我们在压力下释放的化学物质会增强杏仁核的激活水平，使记忆更有可能被编码为程序性记忆——对那些你知道、但你不知道自己知道的事情的记忆。更为严重的情况是，应激激素的大量递增会关闭海马体和大脑皮层的神经网络循环，从而非常有效地使我们对知识的记忆"掉线"。这就意味着与那些记忆相关的细节、故事以及背景都不会被正确地编码出来。记忆就在那里，你的大脑记录了这些信息，但却没有赋予它们任何有意义的标签或描述。

更引人注目的是在经历创伤期间和之后语言的丧失。在经历创伤期间，甚至是回忆创伤时，流向大脑处理语言部分的血液会减少，这就限制了你使用语言来存储或检索记忆的能力。理解创伤会干扰我们的语言能力这一事实是很重要的，因为它会帮助你在为自己的创伤经历寻找词汇和语言时对自己有更多的慈悲和同情。当你经历创伤时，大脑中处理语言的部分基本上是"离线"的，因为那时大脑需要努力提高效率，将血液输送到危机中大脑最需要的部位，所以你的经历就没有被以语词的形式记住。这也是为什么用语言来描述那些故事会如此困难，以及为什么你花了如此多的时间在识别阶段——努力为你的记忆带去某种语言，并试着从有利理解的不同角度诉说你的故事。

Chapter 25
找到你的路：先定一个小目标

如果对真理的兴趣只在于特赦和补偿，那么它所选择的并不是真理，而只是正义；如果它把真理看作人们的观点、故事、迷思或经验的最广泛的汇集，那它将会选择修复记忆，培育一种新的人类，也许这才是最深层意义上的正义。

安提耶·科洛戈（Antjie Krog）
摘自《颅骨国家》（*Country of My Skull1*）

识别阶段的工作就是重复，它指的是一遍一遍地捡起某个碎片、某个零散故事的某个片段。

安妮·迪拉德（Annie Dillard）曾讲过一个故事，一名学生来到一位非常有名的作家面前，问他："你认为我会成为一名作家吗？"这个作家回答说："我不知道，你喜欢句子吗？"在识别阶段，你不仅要喜欢句子，还要爱上句子；你必须爱上句子，因为有时候你能得到的全部东西就是句子，它不仅仅是你用来开始的那个单词；你必须爱上句子，因为它们是你故事的一部分；而且句子是很神奇的，为了推进你的治疗工作，你可以根据自己的需要多次重复某个句子——重复几次都可以。如果你已经说过了某个句子，那也没有关系，再说一遍吧！你可以紧紧地抓住你所说的最后一个句子，重新找到你的路径——它们就像攀岩探险中留下的手印和脚印，也像在树林中为标记路线所堆的堆石标。

在我的治疗师的候诊室中，有一个扁平的篮子，里面装了一些小石头和石子。

当我最初开始我的治疗师生涯的时候，我认为这套"道具"非常酷。作为一名（正在接受培训的）治疗师，在我的候诊室中也有一个扁平的篮子，里面装了各种各样的石块和石子。我把这看作一种肯定（看！我也是一名很酷的治疗师）。这种相似和熟悉给予了我希望，在那里我感到特别安心。在我的办公室里，扁扁的篮子里装的是我从缅因州海岸捡来的石头，它们的颜色和形状各不相同，大部分是不同颜色的花岗岩，很多石头中间有一大块白色条纹，我的侄子、侄女们把这些岩石称为"幸运石"。如果那些来见我的年轻人愿意的话，他们可以带走这些石头，这会提醒他们自己正在做的工作，或者被他们看作一种能赐予他们力量的法宝。在我的治疗师的办公室里，那个扁平篮子里的石头是被抛光打磨过的，但是还有一个更大的扁平石头，我很快决定用它作为一个小石堆的底座。

堆石标传统上就是一堆大石头，通常被放置在小路旁作为行路人的标记。当我还是一名少女时，我曾在怀特山中徒步旅行，在那里我第一次见到了堆石标。第一天的时候，阳光非常明媚，堆石标看起来完全没有必要，前面的路清晰可见，似乎根本没有必要每隔20码[①]就用一大堆石头来标记路线；但是当我第二天早上醒来的时候，大雾和雨水让我根本无法看见25英尺之外的东西，此时堆石标的目的和意义就凸显了出来。它们仿佛是一座座灯塔，从一个堆石标走到另一个堆石标是我们唯一可行的前进道路。如果你是一位作家，那你必须爱上句子；如果你在大雾弥漫的怀特山中徒步旅行，那你必须爱上堆石标。那个夏天我花了整整两天的时间在树林中穿行，但我只能看见到下一个堆石标那么远的路程，这教给了我一个道理——在前进的道路上，你不一定非得要看清楚完整的路线才能前行，能够看到下一个堆石标就足够了。

过去几年中，在我的治疗师的候诊室，有时我会拿起一个石子，把它放在那个扁平的石头上，接着在它上面再放一个小石子，然后坐在椅子上享受我所付出的努力，以及我制作的微型堆石标。我从来没有跟治疗师谈论过这个事情，事实上，有几次见面我几乎什么都没有跟她说，因为我发现自己真的很难开口。作为

---

① 　1 码 ≈ 0.91 米。——译者注

一个在小学二年级时就因为无法停止说话而失去自控能力的人，我惊讶地发现，有时我竟然找不到任何词语来表达自己，就像巴塞尔·范德考克（Bessel van der Kolk）所说的，"只要你保守秘密、压抑信息，你基本上就是在与自己为敌……关键是要让自己明白你所知道的，这需要极大的勇气"。我发现，要想找到有助于回忆的单词，需要付出巨大的勇气、努力和耐心。很多时候，我都觉得自己无话可说；但在那些日子里，我有那些石头为伴。我用这些石头建造了堆石标，以此来找到前行的道路。

扁平篮子里的堆石标是一个游戏的资源——它们给了我一种感觉，我可以继续向前，而不至于被困住，就像被语言困住一样。有时当来到候诊室时，我会发现石头被人移开了，这就像是一场对话——一场有来有往的对话，而且没有任何要使用语言的压力。随着时间的推移，用篮子里的石头游戏的方式从候诊室走向了办公室。通过比喻的方式，通过诗歌的方式，通过艺术的方式……所有这些堆石标开始慢慢地帮助我找到了前进的道路、找到了语言、找到了自我。堆石标对我们来说是一个完美的提醒：前进的道路并不一定是清晰的，但你也不必看到整条路才能前进，你只需要能够走到下一个堆石标那里。

识别阶段其实就是从一个堆石标走到下一个堆石标的过程。它能让你在途中不断地前进——从一个句子到另一个句子，从一段记忆到另一段记忆，直到走完那条你可以行走的路线。有时那些标记很小，有时它们又比较大，还有时你不得不一遍又一遍地重走同一段路。罗伯特·摩尔（Robert Moor）在他所著的《在路上》（On Trails）一书中写道："从本质上说，每条路都是最好的猜测。"即使是在最原始的情况下，蚂蚁或其他动物也会在它们找到食物的地方留下初步的踪迹，以便可以返回，而且这样一来，后面来的同类就能够走一条不同的、通常稍微平坦一点的路线，也能少走一些陡峭险峻的边缘或弯路。随着时间的推移，在多次走过同一条路线之后，就会形成一条可以始终选择的路径。"路径，"摩尔解释说，"向后延伸，也向前延伸。"我们正在创造或重新创造的路径就是我们的历史，是我们完整的创伤史——通过创造这条路径，我们可以在过去的生活中找到那段历史的位置。创伤可能发生在过去，但除非它得到了整合，否则就会一直存在于不断发生的现在。创伤抹杀了你的过去和未来，把你留在一个桎梏当中，仿佛创伤总是会不断地发生，而你也总是在试图保护自己，不让它再次发生。对创伤的疗愈会把时间的全部范围——过去、现在和将来都重新给你，但你必须先做一项工作——清理过去的路径，这样你才能再次找到通往未来道路的起点。

在识别阶段，什么能帮助你讲述故事的不同方面呢？什么又会阻碍你？创伤幸存者所挣扎的一件事情就是寻找语言来诉说他们的故事，他们担心这不是完美的真相。有时，我们很难用语言来表达自己想要描述的东西——对于想要描述的情绪来说，语言似乎太渺小、太苍白。而"真实"（true）和"真相"（truth）这两个词有时又显得太大、太空。我喜欢提醒我自己和我的来访者，当我用"truth"一词谈论医治创伤的时候，我是以小写的"t"开头的，而不是大写的"T"。当你试着去诉说自己故事的时候，你并不是站在证人席上的，即使有时它会让你有这样的感觉。你不是在试图诉说对每个人来说都是真相的东西，或者客观事实的某个版本，抑或一个所有人都会同意的事实；你只是在试着说出对你来说真实的事情，就像你所说的那样。在你诉说的这个时刻，我也发现识别阶段最重要的工作就是一次只说一件真实的事情，一件真正能让你开始的事情，一件可以作为堆石标的真实的事情。它听起来很小，但事实上并非如此；它听起来也很容易，但事实上也并不是那么容易——说出一件真实的事情可能真的很难。

如果你经历了重复性的创伤，那你知道自己不能大声地把真相揭露出来，有时是因为这是被完全禁止的，有时是因为你想要保护他人，还有些时候是因为你不想让别人知道你过去经历过什么。对于那些在暴力中长大的人来说，无论是在自己家中还是在异国他乡，无论经历的是长期的创伤还是悲痛，他们几乎从未被允许去表达那些真实的事情。为了不受到伤害，他们必须说一些别人期待的话，或者自己或他人需要听到的话。大多数关于重复性创伤的故事都是由施暴者讲述的——正是这些手握权力的人一手炮制了我们的创伤。

在创伤发生期间或之后，这些手握权力的人通常会控制这些信息，他们会控制印刷出来的东西、说出来的东西以及人们会听到的东西。很多时候你所拥有的故事、你拿来作为开始的故事，都是施暴者的故事，但你却误以为那就是你自己的故事。正如米兰·昆德拉（Milan Kundera）所说的，"人们与权力的斗争其实就是记忆与遗忘之间的斗争"。在解离阶段，那个古老的故事就开始"摇摇欲坠"，而在识别阶段，你努力回忆起来的就是你自己的故事。我曾经遇到过的所有创伤幸存者都没有准备好用语言来讲述事情的真相，在他们开口之前，那些语言在到达舌尖即将呼之欲出的时候，突然就消融了。你明明能够看到、感受到那种恐惧，可以非常清楚地看到那个画面，但当你试图用语言形容它们的时候，瞬间一切都消失了。你的大脑一片空白，你变得麻木了，那些故事去哪儿了呢？

我遇到的几乎每一位创伤幸存者都对他们自己的话表示怀疑，他们最相信的一件事就是：没人会相信他们。这就是拼图游戏和你的创伤故事之间的区别。当你拿起一块块拼图碎片并把它们拼起来的时候，你不会想到有人会想让你相信它其实并不是你认为的那个东西，但说出创伤的真相往往会让人联想到有人会评判你和你的话。你的每一块碎片都会受到最严厉的审视，那些"法官"会问："你确定事情是这样发生的吗？"这个真相就像一把双刃剑，因为当你把真相揭露出来的时候，一部分的你非常渴望被信任，而另一部分的你却希望这些创伤真相不是真的。你害怕这种把它大声说出来的行为会让它真的成真。我知道有些从战场上回来的退伍军人害怕诉说他们的故事，因为他们无法在表达它们的时候感受到故事的真实性；相反，他们只有在看到倾听者惊恐的表情时才能感受到故事的真实性。一名士兵告诉他的治疗师，他当时不得不杀害一个小孩，他在讲述的时候一直盯着治疗师的脸，非常害怕治疗师也会出现那种惊恐的表情。被理解也是一把双刃剑，记住，故事是在社会关系中发生的，而且这种人际行为会帮助我们掌握我们的故事、倾听我们的故事，并最终帮助我们再次让故事变得完整。

Chapter 26
识别阶段一些有用的练习

那么，识别阶段的工作是什么呢？你如何支持这项工作？识别阶段的工作是指任何能够帮助你把自己内心的体验带到外部，并赋予它语言和意义的工作。这样你就可以和他人分享你的体验，并让它们得到见证。它涉及搜集所有与你的医治工作相关的记忆——你对所发生之事的记忆，那些已经变成你的行为或信念的一部分的记忆，以及你对生存行为的记忆，然后给这些记忆赋予语言。根据你的需要，你可以尽可能多地从不同层面让自己感觉是在诉说关于自己的完整故事。那么，什么能够帮助你从里到外地获得你的经验和记忆呢？什么能够帮助你面对处理记忆时的挑战呢？当你努力诉说自己故事的时候，它不仅会激起你复杂的情绪和沮丧，还会引起你内心的冲突与挣扎，那时你又该如何继续积极地进行呢？

在医治的过程中，我发现有一件事对我很有帮助，那就是用写作的方式来思考识别阶段。当我在漫长的识别阶段挣扎时，我正在读研究生，写了很多论文。所以我发现把安妮·拉莫特（Anne Lamott）的书《鸟儿伴着鸟儿》（*Bird by Bird*）作为训练手册，不仅对于写作有用，而且对于治疗创伤也很有帮助。拉莫特解释说，写作并不是以一种完整或线性的方式完成的。她指出"我能把任何东西写出来的唯一方式就是去写一些非常糟糕的初稿"。在写这个"糟糕的初稿"时，你不得不先让所有判断或者完美的声音都平息下来，然后再去写——无论写出来的东西究竟如何。在医治的识别阶段，这个"糟糕的初稿"的框架可以帮助你说服自己不要觉得必须拥有完美的叙述或绝对的真相。"糟糕的初稿"可以帮助你在讲述故事的痛苦中坚持下去，帮助你把会谈看作练习，而不是表演，是你学习、修复和恢复自我的地方。所以你必须在识别阶段接受的第一件事就是练习，在通往完整创伤故事的道路上，你将会有很多糟糕的初稿。

什么会帮助你坚持"医治创伤需要练习"这一观点呢？在我个人的医治工作中，我从观察小孩子的行为中学到了这一点。儿童有学习的天赋，他们的整个生活都是由学习驱动和导向的。在追求新技能和新知识的过程中，他们不怕丢脸，像摔倒、弄掉东西或拼错拼图这样的小事也不会打击他们学习的积极性。他们总是会一遍又一遍地练习，他们不会因自己"不知道"而感到尴尬，也不会因自己"不会做"而感到挫败。看着他们，我发现我非常羡慕他们这种"没有自知之明"和"寡廉鲜耻"。在我的医治过程中，我常常为自己不知道或做不到什么而感到羞愧，因为我认为自己应该知道如何去做——它不应该需要重复。在我看来，谈论自己的经历不应该像以前那样困难或感到尴尬，也不应该花那么长的时间。

事实上，我很理解努力工作和重复的重要性。在大学四年中，我经常参加划船运动，在大学毕业之后，也花了好几年的时间试着组建美国女子划艇队。在将近七年的时间里，我每天都训练 6 ~ 8 个小时。鉴于划船实际上就是一遍又一遍地做同样的动作，我简直可以称得上一位"重复专家"了。我非常擅长一次又一次地尝试，也非常擅长不遗余力地做某件事情，然后耐心地（或不那么耐心地）在某些方面做得更好。但医治创伤的工作是不同的，很多时候医治并不意味着"努力地工作"。我经常感觉自己好像在同一堵墙上撞了一次又一次，在划船方面很有用的方法，在医治创伤方面却行不通。

在很长一段时间里，当我观察孩子们的时候，我都只能看到我不能做什么，但是当我放慢速度，足够安静地观察他们的学习行为时，我意识到他们不只是在重复和坚持。我注意到他们采用的方式和我完全不同——他们使用的是游戏，游戏就是他们学习的技术。作为成年人，我们并不会把游戏看作一种技术，然而在每一个物种、每一种文化中，它都是一种首要且强大的学习手段。有时，学习关乎实际的技能，但事实证明，与其他任何技能相比，游戏更能帮助我们了解自己探索未知事物的能力，以及我们内心世界的困难。游戏更像是一种态度，而不是任何具体的活动；毕竟，游戏完全是主观的，比如我可能会发现做园艺的乐趣和好玩之处，而你却认为这是一项令人讨厌的工作，你可能会觉得在山上骑行更有趣，而我却认为那太可怕了。

对于解释练习可以如何成为一种游戏，我最喜欢的一个例子来自我在纽约州的一个女童子军营地担任滨水区指导员的时候。这个滨水区在一个湖上，湖上有一个固定的跳板，还有一个在深水中浮动的跳板。每天下午，女孩们都会下到湖里自由游泳，自由游泳时段最为重要的一项活动就是被称为"给我的跳水打分"的游戏。女孩们会排着队来跳水，而我的工作就是以救生员的身份给他们友情客串跳水计分员。女孩们依次跳进水里，当她们浮出水面换气的时候，她们会转过头来看着我，而我就会宣布她们的得分。评分系统是胡乱设置的，分值也很荒唐——"本次跳水得分是 3.56 分"。她们不甘心这个得分，并且非常想站上跳板再试一次。游戏会帮助我们练习，帮助我们与那些我们恐惧的事情产生联结，并且克服它们。"给我的跳水打分"正是此类游戏，跳水是一项既困难又让人害怕的运动，但反复跳水不仅会分散她们的注意力，还能让她们从评分中获得乐趣，从而兴高采烈地进行练习。她们专注于得分以及所有她们能做的方面，以求改善成绩。此外，重复学习还需要很大的耐心和不断突破、前进的能力。

让我们首先把游戏当作一种方式，一种能够帮助你练习，从而治愈创伤的方式。健康的游戏是自发的，有着开放和自由的活动。游戏变了，故事的结局就变了，任何事情都可能在游戏的过程中发生。那些适应了开学压力的儿童可能会扮演自己在学校里的角色，但他们也会经常变换角色——有时扮演老师，有时扮演聪明的学生。他们会用自己的动物玩偶来上演"奇幻学校"的游戏，或者把自己的父母当作学生，这样就可以体验一把教师所拥有的权力。创伤性游戏则与之不同，创伤性游戏是残酷且重复的。有些经历过车祸的儿童会玩"撞车"游戏，而且每一场游戏都与上一场一样，从来不改变结局——他们就只是一遍又一遍地重演那场车祸，没有驾轻就熟的精通感，只有一味地重复。游戏对于创伤的治疗是必需的，但是有关创伤的游戏本身并没有"疗效"，它还需要外界的介入和支持来转换和处理故事。回到"给我的跳水打分"的例子中，我们可以看到游戏性的练习就是重复和游戏，但那些女孩并不是单纯地自顾自重复，而是在计分员的关注之下重复。这就是为她们的跳水打分的另一个至关重要的目的——见证每一次跳水，全神贯注地观看她们的跳水过程。重复和有意识的支持两者结合起来，为成长尤其是为医治创伤创造了一个理想的环境。

正如作家蒙哥马利所说：

> 发生在儿童身上的事情有这样一个特点：如果没有人看着他们，那他们就会觉得自己做的事情没有意义……如果你不是什么大人物，那你肯定也明白自己跳进水里并没有什么特别的意义，除非有人在看着你。那些哭着说"看我，看我"的孩子并不是在乞求关注，而是在恳求自己存在的意义。他们将会记住它，并且拥抱它，保持它，实现它。

在识别阶段，你不只是在一句一句地诉说自己的故事，你实际上是在让自己的故事，以及故事的每一个片段都被人听见，都有人见证。当你拾起每一个片段时，你的话语就被见证了，你寻找这些话语并分享它们的勇敢举动也是如此。当你一遍又一遍地跳进去，然后把故事的片段带出来时，你的治疗师和你的团体就像是跳水计分员——他们见证了你的故事，也容纳了你所有的片段。

所以，在分享你的故事时，保持一种游戏的立场和观点，或趣味性地进行你需要的练习到底意味着什么呢？你如何才能为那些你所拥有的情绪、画面，以及你试图一块一块地拼起来的记忆找到文字或语言呢？在识别的这个阶段，任何能够帮助你把自己的经验与语言联系起来的治疗方法对你的尝试都可能有用。表达性疗法——艺术、音乐或者舞蹈都可以帮助你扩展自己捕捉内在经验的能力，并为你用语言表达那些自己无论如何都无法触及的事情增加了一个新的维度。比喻有助于你发现语言，而表达性疗法则提供了经验和语言之间的桥梁。

你可以选择一个片段、一种情绪，或者你故事的一部分——你可以看到或听到它，但感觉很难将其大声描述出来；你也可以选择那些你找不到语言来形容的东西，通过其他形式的表达，你可以初次尝试接触它。你可以把它画成一幅画，或者用一段音乐来形容它，并用语言进行描述——谈论这幅画或这段音乐，以及它们是如何与其他碎片或片段相联结的。你创建了一个词汇表，在这个词汇表上，你能够发现这些片段是如何联结起来的。

一个关于用艺术来为内在经验赋予语言的例子，就是我曾尝试进行的身体描摹。身体描摹的练习可以用在很多事情上——所有你需要做的就是准备一张足够大的纸，一种足够厚且不透水的纸，然后躺下来，让人来描绘你身体的轮廓。我把自己的身体描摹下来，贴在厨房的墙上，规定自己可以做任何想做的事——但必须是内心感受到的事情，而不是大脑想到的事情。

当时，我也不知道是怎么想的，就是觉得有必要把一些彩色的美术纸撕成小块，然后用胶水粘到轮廓图上，就像马赛克一样。我用各种颜色、不同形状的小纸片填满了我的整个身体轮廓，制作出了一幅抽象的"马赛克作品"。最后的成品让我非常惊讶。

我一直在寻找一种方式来谈论我是如何感到支离破碎或不连贯的，而现在这幅画就可以帮我进行这种自我对话。我可以谈论我的身体轮廓图上的那些碎纸片，以及它们是如何相互联系的；我也可以诉说我经验的那些片段以及我是如何还感觉不到它们之间的联系的。对于我的经历，能用一些语言来表达，能让我觉得我是可以被理解的，就已经是一种解脱了。在我做治疗师和顾问时，我曾使用过身体轮廓图，这是一种帮助人们将整个自我带入谈话的方式。大多数经历过创伤的人倾向于通过与他们的身体分离来保护自己——他们只生活在自己的头脑中。当他们完成解离阶段的工作时，这种情况通常都会开始改变，会有很多情绪和感官知觉出现，但他们会在表达这些时经历更大的困难。使用身体轮廓图能够允许他们在稍微有点距离的地方谈论自己的身体感受。

与艺术、音乐、写作和舞蹈一样，身体描摹也是一种通过使用某种手段来探索困难事物的方式。使用一个物体或一个动作，在一个相对的距离之外处理困难的情绪或感觉被称为置换。你正在把内心的体验或故事从困难的事情变成更容易、更可接受或更直观的替代品。这听起来很有临床意义，但在很多日常情景中，有一些具体的、可观察且可谈论的东西也是非常有帮助的。我经常让我的企业客户勾画他们的组织，以及他们会在哪里看到在不同的人或角色之间的联系或脱节。与口头谈论相比，把它们写到纸上能让他们得到更多的信息，也允许他们能够离自己的体验远一点，这样一来，他们既是自己刚刚绘制的图画的一部分，又能在图画之外和我谈论它。

象征或隐喻是置换的文字版本，无论是对于儿童还是成人来说，最容易使用的一种方式就是问下面这个问题："如果把你的感受、问题、挣扎比作一种动物的话，那会是什么动物呢？"请描述一下这种动物，并说说这个动物在思考什么，或者它有什么感受，它需要什么、想要什么。这是一种与你的感受和需要的语言做游戏的方式，然后你就会不断地发现它能否真正帮助你表达自己的故事。作为一名来访者，我曾经使用置换作为一种在治疗中获得安全和关爱的方式。

> 我的工作需要经常出差，这导致我很难长时间进行治疗；我不喜欢离开，因为我害怕被遗忘或被抛弃。在那些年中，我在很多方面都使用了置换的方法。也许我第一次真正注意到它的影响是在去罗马尼亚出差的时候，那段时间我一直用熊的比喻来形容我的感受，所以当我离开去出差时，我请我的治疗师来帮忙照顾这只"熊"。我们讨论了它应该待在什么地方（后院的一个笼子里），它喜欢吃什么（鱼，奇怪的是，还有糖果），以及它需要什么（故事）。在我出差的过程中，我们偶尔会通过邮件联系，她会告诉我这只熊的最新情况——它怎么样了，以及照顾它的工作感觉如何。尽管我不在那里，但我却奇迹般地感觉到，也许这是我生平第一次被人挂念，而且真正重要的是，我们就这次出差进行了常规的成年人之间的谈话。她直截了当地说："我会记住你的。"我能听懂每一个字，在认知层面上也能理解，但却无法吸收这个信息——就像某种营养物质无法通过血脑屏障一样，这个信息也无法直接进入我的灵魂，因为我的防护墙还是太高了。通过置换，我能够真切地感受到那些话语，也知道我们最终会去往哪里。这给了我希望——我早晚能够在某个时刻感受到它，即使在此时此刻，我只能通过熊的隐喻去感受它。这个比喻让我能够把我的感受用文字表达出来，并让我能够以一种我能听到的方式接受信息。

这就是置换的魔力——它允许游戏来支撑一些困难的信息和复杂的情绪。对于有创伤史的人来说，最令人惊讶的是，困难的感觉很可能是积极的感觉，比如爱、关心、关注、支持和安慰。在置换中工作就是游戏，因为它能让你把你感觉到的东西和你自己分离开来，使你不会感到被卡住或困在其中。就仿佛突然间，你有了足够的空间来移动一件非常困难的东西，并从多个角度来看待它。有些时候，你也会找到自己的象征物，当你试着描述自己的经历时，它们会自然而然地进入你的脑海中："我感觉我好像是在一条陷入沙洲的船上"或者"我感觉我想跳进游泳池里，但感觉那里却没有水"。有时，你的治疗师或者你的支持小组中的某个人可能会提供一种隐喻；而有时你可能会从小说、电影或诗歌中借用他人的形象、例子或话语。

在识别阶段，诗歌是一种为你的情感和体验赋予语言的好方法。这是一种很好的纪念创伤记忆是如何被存储，待修复的碎片是如何支离破碎的方式。从本质上讲，诗歌也是碎片化的，但却是非常美丽的碎片。它们的唯一目的似乎就是为那些无法用语言表达的体验赋予语言。

当你试图谈论那些对你来说难以理解的体验，或者寻找与感觉相匹配的词语时，诗歌有时是一个很好的起点。有段时间，我曾把艾德里安·里奇（Adrienne Rich）的诗《正直》（Integrity）中的一节记在了我的日程安排里：

> 愤怒和温柔——我的所有自我，
>
> 现在我可以相信，
>
> 它们在以天使的姿态吸入我，
>
> 而非其对立面。

我正在与即将出现的愤怒情绪做斗争，我认为愤怒和温柔的感觉是可以同时起作用的——那些画面和想法允许我谈论我的愤怒，我是如何理解温柔的，以及在我医治创伤的时候，这两种情绪对我来说到底意味着什么。仅仅是"温柔"这个词，似乎就能够为我的治疗单独创造一种内在环境——仅仅是说到或听到这个词，就足以使我的内心软化来吸收更多。它提醒我要温柔，它提醒我要善良。我借用这段诗和这些文字，帮助自己开始了与自己的对话，并帮助自己把故事的片段联结在一起。

　　其他人的文字也可以作为你讲故事能力的重要起点。当我读到芭芭拉·金索尔弗（Barbara Kingsolver）所写的《毒林圣经》（*Poisonwood Bible*）的开场白——"想象一个绝不可能存在的奇特的废墟"时，我感到如释重负，因为这正是谈论创伤时的感觉：那些事件就是一片古老的废墟，但是描述它太困难了，以至于它看起来似乎根本就不可能存在。为那些你不能准确命名或形容的情绪在诗歌中找到象征或画面，或是寻找别人的语言、句子或故事来支持你表达的能力所带来的畅快，就像你在做拼图游戏时找到边缘部分的小块一样，当你发现能够与它们相连接的东西时，你感觉突然就有了依靠。当你寻找语言或故事来诉说你的创伤时，别人的语言和故事也可以帮助你。不用担心使用它们，你完全可以使用它们，直到你找到自己的语言和故事，你甚至可以使用它们来帮助你找到属于自己的语言和故事。当你在医治之旅中继续前行的时候，你将会认识到，这些诗歌和著作的片段，就是你亲切的、善良的好朋友，它们总是会不断地提醒你，你正处在这趟旅程中的什么位置。

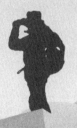

第五部分

整合阶段

我再一次发现自己置身于真理之中却不曾发觉。想想那些曾经发生在我身上的事情：我以为自己迷失了，落入了绝望的深渊之底；直到放弃的精神充满我，我才知道什么是平静。我现在知道自己当时没有意识到的东西是什么了——在这一瞬间，有个人感觉他终于找到了自己，并成了自己的好朋友。

安托万·德 圣埃克苏佩里（Antoine de Saint-Exupéry）

摘自《风、沙与星星》（*Wind, Sand and Stars*）

Chapter 27
整合：整合已识别的人生碎片

在进入整合阶段时，让我们回顾一下我们是如何到达这里的，以及这些阶段之间是如何过渡的，这样你就可以知道你在哪里，并能够在返回的时候识别出那些阶段。记住，从重复性创伤中恢复的过程是一个不断重复的螺旋——你在前进，但你也在不断地循环。你从准备阶段开始加强你的外部资源（来自外部世界的支持——工作、家庭和朋友）以及你内在的资源（你练习觉察和正念的能力）；你也努力加强与治疗师的关系，创造出可靠的对话和信任的基础。通过在准备阶段所付出的那些努力，你在内心深处建立起了信任，你尝试依靠这种内在的信任，以及你与治疗师之间的信任。

当你依靠自己在准备阶段建立起的信任和安全感时，你就进入了解离阶段。记住，解离的发生是由于你依靠那些支持，而不是由于你试图摧毁你的防御，是由于你努力尝试一些不同的冒险行为，不再采取那些你曾经用来保护自己的行为。这本书有一个非常重要的原则就是，防御机制是缓慢而小心翼翼地被解除的。解离就是放弃你的那些自我保护措施的过程，使你不再生活在"求生模式"当中，这样你才能更好地超越你自己、你的故事以及你的经历。也许你用来保护自己的方式是隐藏自己的情绪，变得麻木，这样你就不会被那些情绪压倒；也许你保护自己的行为可能是无休止地照顾别人，忽视自己的需要。而现在，在寻求帮助的过程中，你开始学着依靠他人，并体验那些当你感到脆弱时出现的情绪。

在解离阶段，你历史中的这些片段——在创伤发生的岁月里被你推到一边的事情开始涌现，这会让你很不舒服。解离阶段可能会让你感到迷惑和混乱，但你可以转变进入识别阶段。你可以逐渐地为你的感受、你的经历、那些曾经发生过的事情，以及你用来求生的行为赋予语言；你还可以给那些记忆加载语言，并开始明白什么是属于你的——对于那些不属于你的东西就不要再紧紧抓着了。也许你最初的故事是认为自己没有保护好妹妹，在你生命的大部分时间里，你都觉得保护别人是你的责任。当你看着这些故事的一些片段时，你会发现你实际的责任取决于你的年龄和环境。看一下你的假设，关于保护某人意味着什么，这是谁的工作，以及这些到底是谁的规则和信念，它们现在是如何影响你的，哪些是合理的？在整理和谈论这些片段的过程中，你开始看到和感受到你的创伤的某个方面的完整画面。你在识别阶段做了所有这些工作——识别碎片并谈论它们，然后某天你就有了一次这样的谈话和变化：所有的碎片拼凑到了一起，你能够看到一个完整的画面，并以一种新的方式拥有它，这就进入了整合阶段。整合就是承认所发生的事情并赋予其意义，这会让你有一种崩溃和丧失的感觉。然而，由于你的故事得到了见证，并且可以被一种治愈的关系容纳，你还可以获得一种你从未体验过的安全感和自由感。

但是把一些事情汇集在一起成为一个整体，到底意味着什么呢？

一个关于整合的非创伤性例子就是我学习皮划艇爱斯基摩翻滚——翻下去，然后一个动作再翻回来。

> 我整个夏天都在夏令营工作，在那个夏天，每天当我休息的时候，我的朋友康纳都会和我一起工作，而我则努力练习爱斯基摩翻滚。要学习爱斯基摩翻滚，你必须学习翻滚的各个步骤，并掌握它们；但是连起来完成整个动作——向前翻，旋转，然后臀部向上扭转——花费了我整个夏天。对整个动作的掌握就是整合，仅仅知道或掌握这些步骤是不够的，为了有效地翻滚，它们必须被一气呵成、连贯统一。一次成功并不意味着完全掌握，我还需要练习各个步骤，并不断练习整个动作。

关于整合阶段，有一些事情是你应该明白的。第一件事是，至少在你的医治之旅的早期，向整合阶段的过渡会让你感觉很突然，不连贯。伴随重复性创伤而产生的碎片使你无法看到和感受整个画面。在识别阶段，你不断地表达或是做任何你需要做的事情来挖掘自己的故事，你重复这个故事，从不同的方面讲述它，并将它与你现在生活的不同部分联系起来；然后，突然有一天，在某个地方，一些方面就汇集成了一幅完整的图画，你开始感受到那种完整的感觉，这可能会让你感觉接受不了。这是一个重复的过程——有时这些碎片聚集在一起形成的是关于某个事件的记忆，有时它们会帮助你把自己的创伤经历作为一个整体来看待。它对每个人来说都是不同的，在你的医治之旅的不同阶段也是不同的。向整合阶段的过渡通常会让你感觉很突然，在识别阶段，我们讨论了一个拼图游戏的类比，医治创伤的工作就像是在拼拼图，但对于这个拼图，你事先并没有一个成型的图案。

　　有时，整合阶段是从一个冲击性的状态开始的。你的整个观念都改变了，你坐在那里，环顾四周，身体僵硬，目瞪口呆。2013 年春天，俄克拉何马州遭遇了一系列非常危险和破坏性的龙卷风。其中一条宽约 1.3 英里，绵延 17 英里。这场 EF5 龙卷风的风速达到了每小时 210 英里。目击者们把这场龙卷风形容为"破坏的黑墙"，相关照片中呈现的画面完全是毁灭性的。家园和小学校园被夷为平地，只剩下成堆的瓦砾和扭曲的钢筋，几英里内只剩下水泥板和成堆的废墟。那些安全的房子或地下避难所是这次灾害中唯一完好无损的东西，而整合阶段就像是从这些安全的房间里熬出来，尽管你知道发生了一场风暴，也觉得自己能够理解那些可能会看到的东西，但当你打开避难所的门看到整个画面时，仍然会感到震惊。

　　关于整合阶段，你需要知道的第二件事就是它确实会让你非常疲惫。它会很"耗电"，即使你是一个精力充沛、从不午休的人，也会发现自己每天都需要小睡一会儿，或者你不能继续应承过去习惯性地答应别人的事情。它会让你感觉自己是在使出浑身解数来执行一项艰巨的任务，你也会觉得自己已经拼尽了九牛二虎之力。在这个阶段所涌现出来的哀伤和新的发现会消耗你大量的精力，你将会发现，即便是很简单的事情也会让你感觉像一项重大的任务。伴随这个阶段发生的事情是缓慢、深思熟虑和安静，有时，这种缓慢会让你感觉筋疲力尽，特别沉重，就像在高海拔地段徒步旅行，你必须非常努力才能迈出下一步。正如珠穆朗玛峰登山家和向导埃德·维耶斯图尔斯（Ed Viesturs）所说的，"你以为最后 300 英尺的高度只有 300 英尺，但在这样的高度（28 700 英尺）下，你需要付出的努力在难度上是呈指数级增长的……最后的 300 英尺需要一到两个小时才能爬完。你要呼吸 6 到 8 次才能迈出下一步，然后是再一次呼吸 6 到 8 次……你看不到全部的攀登之路，你不得不制定一个个小目标，分解出一系列小的步骤"。

整合阶段和解离阶段共享一个立场、一种环境、一种经验。解离阶段和整合阶段都需要你放手，或在安全的状态下放松。在解离阶段，当你放手的时候，那些旧的片段就会分解开来，而在整合阶段会有足够的空间和安全让那些片段重新联结到一起。为了使这种转变发生，你需要创造一种"过渡空间"。最困难的工作实际上是"什么都不做"，这个"什么都不做"的意思是说，如果你抓得太紧，如果你过于努力，如果你催促着向前，那你就没有足够的放松度来让转变发生。在我看来，正如治疗骨折的骨头所需的"静止"一样，整合阶段正是石膏和夹板所提供的保护。那些碎片必须彼此联结，而整个肢体必须足够静止，并静休足够长的时间，以便断裂的部分得到恢复。整合是一个非常脆弱的时期，这个过程中需要一些稳定性，因为你要使那些片段联结起来，得到修复。

而更难以解释的就是它到底是怎么发生的？它会花费多长时间？整合关乎医治、修复和成长。整合是一种新的持续的学习或发展，它也是一个重复的学习过程，当它发生时，就会为你带来一些改变——这些转变不仅涉及你的感受，还涉及你的理解方式。正如心理学家罗伯特·凯根（Robert Kegan）所说的，"你是如何理解某个事件的"。

整合阶段也是创伤的所有三个方面——那些曾经发生的事情、那些帮助你生存下来的保护措施，以及那些由于创伤而未能发生的事情汇集的地方；它也是创伤记忆的碎片——故事、感受、体验的碎片——全部汇集在一起的地方。在整合所发生的那个背景中，你开始能够意识到曾经发生了什么。整合允许所有这些来自识别阶段的片段彼此联结，仿佛它们处于同一个空间中，并结合在一起。在整合阶段，最大的两项任务就是哀伤和新的起点。哀伤就是面对曾经真实发生的事情的影响，并为那些已经发生和未发生的事情而哀悼——为你需要保护自己的岁月而悲伤。而新的起点就是理解和实践错过的学习和成长的行为能力，以及寻求获得这些经验的方法。整合的英文单词"integration"来自拉丁语，意思是"更新"。通过将碎片拼凑起来，你不仅重新创造了你的历史，也更新了你作为一个整体的感受——那些碎片结合起来变成了一个更大的整体，因为在疗愈过程中，你还实现了成长。

　　整合造就了这个更大的整体——这是一种"啊哈"体验①。这并不是对事实知识的学习，而是最终对某件事情的整体理解——这件事情的意义及其与其他事情究竟是如何联系在一起的。整合也是一种世界观的转变——它不仅改变了你所知道的，而且也改变了你将如何去"知道"，我有时会把这些瞬间称为"海伦·凯勒识水瞬间"。绝大多数人是从电影《奇迹的缔造者》（*The Miracle Worker*）中了解下面这个故事的：五岁的海伦因患猩红热而失去了视力和听力，迷失在了自己的世界里，她愤怒、挣扎，试图让别人理解她，却无法与周围的世界沟通。她有体验，有感受，有感觉，但却无法用语言表达出来。后来她的老师安妮·莎莉文（Anne Sullivan）出现了，开始教她世界上的每个事物都有一个与之相配的词语。一开始，由于海伦是一个非常聪明的孩子，她能够记住一些单词，也知道如何拼写它们；但她并没有把语言和思想联系起来——语言是一种理解内在事物的方式，它不仅对你自己有意义，对别人也有意义。

　　当我刚开始接受治疗的时候，我的治疗师会问我"你感觉如何"，就像治疗师通常会问的那样。我当时真的不知道该如何回答这个问题，因为我感受不到与自己内心的联结，我感受不到那些感受，更不能把这些感受与语言联系起来，我的体验依然是不完整的；相反，我会想，她会如何想象我对此的感受呢？我试图从旁观者的角度来回答这个问题。慢慢地，随着时间的推移，我开始注意到自己内心的体验，并能够把这些体验用文字表达出来。像海伦一样，我慢慢地把情感和语言结合起来。我会在自己的内心翻找，试着找出一些词：悲伤？不。生气？不。

---

① 　德国心理学家卡尔·彪勒（Karl Bühler）首先使用的词语。它是指人们在解决问题的情景中，在顿悟的一刹那所产生的一种强烈而积极的情感体验。这时，人们往往会突然喊出"啊哈！是这样的！""哈！没错儿！"——译者注

焦虑？是的！我终于找到了一个与我的感受相匹配的词，这个词其他人也能听懂，并瞬间理解我在哪里。这就好比制作一个全新的词汇表，这个新的词汇表并不是由什么不同的或者我在智力上不理解的单词组成的，而是由将这些与我的实际感受联系起来的有关体验的词汇——而不是我认为别人想听或别人会理解的词汇——组成的。这种将情感、语言和体验联系起来的行为，正是我的经验的来源。

海伦的突破发生在一场激烈的争吵之后，当时她甚至把水壶扔了出去，但安妮决定必须让海伦自己重新灌满水壶，因此她把海伦拖到房子前面的水泵旁，把海伦的手放在流水下，然后在她手上写下"水"这个字。突然间，有一些事情被点燃了。海伦——这个在患猩红热之前会说一点儿口头语言的孩子，把那个写在她手上的字"水"和她曾经会发的音"水"联系了起来，从而得出一个结论：她所感受到的水和她头脑里存储的"水"字以及她嘴里想要发出来的"水"的音指的是同一样东西。所有的事情就这样联系了起来，这就是整合的过程。

在现实生活中，医治创伤的整合阶段可能就发生在几分钟内，也可能是几个小时、几周甚至是几个月。整合会让你产生一种沉重的感觉，一种深深的哀痛；它也会为你带来一种轻松愉悦的感觉——一种你从未有过的行动或体验的自由。整合是一种转型性的改变，当你整合你的历史片段时，你理解它们的能力会变得不太一样，你感受或理解故事的侧重点也会与以往不同。我们来看一看马克的例子，他小的时候目睹了家庭暴力。当他第一次分享他的经历时，他谈到了自己11岁时一次非常困难和可怕的经历。当他第一次向我们讲述这个故事时，他对于那个11岁的自己特别苛刻：他似乎是在用一种成人的行为标准来约束他自己，他似乎认为自己就是个小大人。对于马克来说，在某种程度上，过去和现在是没有什么区别的。当他讲述这个故事时，所有这些正发生在他身上，与当年的情景一模一样，因此他并不认为这是一件已经过去的事情，也不认为自己是一个小孩子。他是以第一人称来谈论这件事的，就好像他刚刚经历过一样——他以一种成人的口吻来谈论自己的行为。但是随着时间的推移，在治疗工作中，通过讲述和重复讲述这些故事，他开始能够从一个11岁小男孩（仅仅比他10岁的儿子大一岁）的角度来看待这个情景。他开始明白自己当时是多么年幼，也开始理解那个晚上对他的影响，特别是当他想起自己的儿子时。他也看到，对于任何一个那么年幼的孩子来说，这些事情会造成什么影响。

　　当他能够接纳这些经验的许多片段的时候，当他能够把自己想象成那个 11 岁的孩子，并把所有感受、记忆和影响都汇集到一个地方的时候，那个故事就从"一直不断发生，直到现在"的状态转变成了发生在过去的事情——成了他历史的一部分。这就是整合带给我们的礼物，它将创伤从永远发生的状态回到了它本应属于的地方——过去。当创伤转变为过去式时，你会发现自己已经挺过来了：它已经过去了。

Chapter 28
哀伤：舔舐真相、消化创伤

　　为什么整合阶段的工作有时会以震惊开始呢？部分原因在于创伤造成的碎片让你无法看到整个画面——美其名曰是为了"保护"你；部分原因是创伤生存者形成了某种持久的执念——如果不去谈论创伤，也许它就不是真的。整合有着如此强大的影响力，因为当你接纳过去已经过去的时候，你也就能接纳创伤真的发生过。这听起来非常简单，也是显而易见的，但事实却并非如此。这个"不屈不挠的执念"被称为"需要哀伤的失败"。一种理解这种不屈不挠的执念的方式就是，把它视为一种内在的止疼药，让你在忍受很深的伤口带来的剧烈的痛苦时，依能正常"运转"。在某些令人非常痛苦的丧失面前，这种执念并不罕见。在《奇想之年》（*The year of magical thinking*）一书中，琼·狄迪恩（Joan Didion）描述了她对扔掉丈夫衣服的恐惧，即使是在他突然去世一年后。她说她不想扔掉那些衣服，因为如果有一天他回来了，他会需要它们的。她知道他已经死了，但是任何巨大的丧失或创伤都可能伴随着不屈不挠的执念。她把这段时期形容为"奇想之年"。事实的确如此：它之所以奇幻，不仅因为它不是真实的，还因为它是如此强大，如此具有保护作用。

　　桑迪胡克小学发生暴力事件之后，《华盛顿邮报》的一篇文章讲述了一个家庭为在校园枪击案中丧生的孩子而哀伤。这位母亲谈到，她使用了一种策略——每天用好几个小时来假装她的孩子没有离开，相反只是和小伙伴们出门玩耍，没有回来而已。她会在下午的时候告诉自己她的孩子只是离家了，稍后就会回来。这种奇幻的希望让她重新获得了一些能量，这使她能够继续参与自己的生活——回复电子邮件、做饭、洗衣服。奇幻的想法和不屈不挠的执念是一种强有力的止痛剂，对于重大的丧失来说，这是至关重要的。止痛剂可以让那些腿部受伤的战士走到安全的地方，也可以让车祸受害者在多处受伤的情况下从座位上站起来。它可以挽救生命，事实上，它可以持续数年。这种不屈不挠的执念有时是我们最后而且是最具保护性的防御工事。为了医治创伤，有时我们需要花上很长时间才能进入安全地带——锻炼肌肉需要很长时间，你的内心也需要很长时间才能成长得足够坚强来承受疼痛，那些尖锐的棱角也需要很长时间才能磨平。

然而，得益于你在医治之旅中的努力工作——那些所有你在准备阶段所做的工作、在解离阶段愿意尝试的冒险，以及那些你在识别阶段进行的勇敢的对话，现在你已经准备好来迎接你的故事和随之而来的痛苦。有时这种痛苦是由于你清晰地看到了曾经发生事情，而有的时候，这种痛苦来源于你清晰地看到了那些不曾发生的事情——你没有得到的关心、保护或帮助。

当我说哀伤是一个重复的过程时，我的意思是说它并不是一个一次性的事件，而是断断续续地发生的。在疗愈创伤的过程中，哀伤并不是以电影中所呈现的那种"情绪宣泄事件"的形式发生的，这种"铺天盖地的情绪、惊天动地的大事"的哀伤时刻，是我们治愈创伤和丧失的一个更大的迷思。在电影中，它以那种形式发生，是因为电影只有一个半小时的时间来诉说这个故事，而那也是我们希望哀伤发生的方式——一次巨大的、排山倒海式的情绪爆发；但这却不是它工作的方式，哀伤是以"树木吸收雨水"的形式发生的——随着时间的推移，一点点被舔舐。我们舔舐那些真相，消化并吸收那些哀伤。

儿童是处理哀伤的专家，他们特别擅长做这项工作，以至于很多成年人误以为他们根本就没有恰当地哀伤过。成年人会轻描淡写地说："看看苏珊玩乐的样子，她甚至没有一点悲伤的样子。"但儿童确实是非常高效的哀伤者，他们只是以碎片的形式来做这些事情。我最好的朋友的儿子在九岁的时候失去了他的祖父。他和祖父特别亲近，因此也特别悲痛。但是作为一个九岁的孩子，看起来他可以参与任何可以参与事情——玩耍、读书、和他的哥哥聊天，然后，他会突然爆发出一阵悲伤的情绪，泪眼婆娑地靠在父母身上，紧紧地抱着他们。这些情绪像海浪一样袭击了他，但他能及时得到帮助，因此在几分钟后，他就能继续做下一件事情。我认为，如果我们大多数人都能追踪我们的体验的话，那我们就会更经常地注意到，我们的哀伤在本质上是间歇性的。是的，有时它会让你感觉好像穿了一套铅制的衣服，是那么沉重；但最常见的感觉是，你永远都不知道这种全部的重压何时会袭来，何时会消失，而且有时候，在哀伤之中的你甚至无法分辨哪一种情况更糟糕。

当我感受到哀伤全部的重压时，我非常痛苦，但也有一些有形的东西伴随着它。就好像那些失去的人或物依然还在一样。只要痛苦来袭，它们就会出现，从不会缺席。我发现，哀伤的这种间歇性特质可以让我更加坚强地面对那些悲伤肆起的日子，这意味着我可以恢复能量，有所作为；但如果我不去哀伤的话，我就会感到孤独和迷失，我会感到那些丧失对我来说是如此巨大，以至于感觉自己就快要被这个地球抛弃了一样。

重复性创伤带给我们的丧失是很复杂的，它不只是我们在面对死亡时所理解的那种典型的丧失——失去我们认识和爱的人，或者是失去我们曾经居住的家园，抑或是失去四肢或视力，这些都是很惨重的丧失，而且可能是你故事的一个部分；但在重复性创伤中丧失的东西，通常都是无法用语言形容的——安全感、纯真、信任、希望、能力、同一性或世界观。你可能在你的医治之旅一开始时就察觉到了这些丧失；但通常情况下并不是这样。例如，如果你从未体验过安全感，那你可能并不知道这是你失去的某种东西；而通过对创伤的医治，你经历了那些过去没有发生在你身上的事情——你开始感受到对那些不曾得到的东西的失落和哀伤。

不要强装你很坚强，简单地否认所有的丧失，要把它看作聪明的打包过程。登山运动员不会在一次徒步中把所有的装备都带上，他们会轻装上阵，然后多次往返。一次带上所有的东西非常困难，而且也很危险，在某些特殊的路段，有时甚至是不可能的。不去了解你所有的创伤史并不是有意识地"置若罔闻"，而是那个比你聪明的大脑非常清楚你能承担什么。

这个程序通常在你年幼的时候就已经安装到位了——那时你的大脑容量和承受能力还很弱，需要把更多的资源用在发育和生存方面。如果全盘接收那些正在发生的事情或已经发生的事情，你的系统就会崩溃——信息太多，冲击太大，而大脑太难了，所以你推迟了"接收"的工作——你会延迟发现这种真相，有时是几个月，有时是几年甚至是几十年。你会推迟了解整个故事，直到你不能够再推迟，或者置若罔闻比发掘它给你带来更多的麻烦。

这种哀伤的过程会让你感到悲伤和遗憾，也很容易让你感到愤怒或绝望；它也会让你感受到由于无法承担这种丧失而产生的坍塌感，因为重复性创伤总是一个难以估量的丧失，它是跨时空的——既包括创伤发生的那些时日，也包括你生存下来的那些年月，以及你疗愈创伤的日子，所有这些都是那道风景的一部分。你可能看起来根本就没有办法在承受丧失的全部重压的同时又抱持着希望。希望取决于未来发生的可能性，而创伤性的丧失确实会让你失去预见未来的能力。

此时，依靠你的治疗师、向导或你所属的团体，就显得无比重要。当你最终察看那些残骸时，你需要拥有一个你个人的红十字会，其成员包括那些了解你并对你的未来充满希望的人，即便那时你自己对自己都不抱希望。

我的朋友贝丝和她的家人在彭萨科拉的家被飓风"伊万"摧毁了。几年前，她开车带我去了那个位于海边的曾经的家。她告诉我在飓风过去之后，她的家人是如何团聚的——她的祖母、父母以及兄弟姐妹都在附近的废墟中寻找着，寻找一些小物件以及他们过往生活中的宝藏。贝丝的祖母找到了一枚家族戒指，贝丝满怀感激地告诉我，红十字会的工作者在那段时间里每天会来四次，这让所有人都能在那里继续"工作"。这些工作者给他们带来了核磁共振仪、水、棉被和手套，也给孩子们带来了玩具。当地的餐馆联合起来，在大街小巷中给他们分发晚餐。这种持续和安全的支持使这个家庭度过了这个丧失期。令人惊讶的是，人类的大脑和精神是能够"借用"希望的，没有人能一面全盘接收灾难的全部，一面规划自己的未来。这需要分阶段进行，你需要有人帮你堆沙袋，有人给你递水喝，有人帮你想象一个更美好的未来。事实上，在哀伤和"清理"之前，人们必须先接受丧失的事实。

我希望你们能真正理解并尊重这些无形丧失的复杂性。失去同一性意味着什么？如果作为一名士兵，我参与了杀害老人和孩子的行动，那我该如何来认识自己——那个我相信从来不会这样做的自己，那个爱他的祖母、爱他的孩子的自己呢？我该如何哀悼失去的自我——那个永远不会长大，对死亡和毁灭依然保持着童真的自我？我该如何哀悼自己"世界上不存在这种暴力行为"的世界观的丧失？我该如何才能接纳自己——一个善良、有爱心的人，同时又是一个实施了和忍受了我无法想象的暴力的人？这些都是伴随着重复性创伤而来的棘手问题。我该如何接纳自己这个既可爱又被破坏了的身份呢？这些在别人看来完全割裂的碎片怎么能在我体内共存而不毁灭我呢？多年来，我无法向他人倾诉，无法寻求帮助，也无法让任何人进入我的世界，我该如何对这些进行哀伤呢？多年来，我一直住在防风林里，而不是和那些试图爱我的人生活在一起，对此我又该如何表达哀伤呢？

对于所有这些问题，没有一个简单的答案，有些哀伤会进展得很快，有些则较慢；还有些则需要一个团体或一个系统、一个国家与你一起行动；还有些时候，这些时间完全是属于你自己的。如果没有真相与和解委员会的推进，发生在南非的医治过程基本上是不可能实现的，尽管那些推进工作刚开始的目的是医治整个民族，而不是某个人。医治创伤的旅程会帮助你清晰地表达问题——拥抱你身上的每一个片段，将它们当作在你独特的战争中幸存下来的宝藏，并哀悼和尊重丧失。

在医治创伤的过程中，你在前面阶段完成的工作已经帮你建立了进入这个阶段所需的耐力。在整个医治之旅中，你一直在朝着这部分攀登任务努力。即使很难相信所有的事情最终将整合成一体，你也要依靠自己一直以来所做的工作，以及那些一直以来与你一起工作并支持你的人。

Chapter 29
新的起点：终于"抓住"真正的自己

重复遭受创伤的世界需要警惕心。在那个世界里，你总是害怕会做出任何错误的行为，你依靠制定规则并僵化地遵守它们而得以生存。在最初的创伤背景中，那些规则还是可以理解的："不要制造噪音，你会吵醒查理叔叔。"但你却把这条规则一直带到了现在，即使它不再有意义。在你看来，只有遵守规则——不管它们对你来说意味着什么——你才能活下来。你曾经相信并且现在仍然相信，如果你不遵守规则，就会有不好的事情发生。在电影《房间》（*Room*）里，妈妈和杰克被扣为人质，关在一个棚屋里。妈妈创造了一个充满想象力和规则的世界，帮助杰克在这个充满创伤的环境中生存和成长。

他们最终被解救了出来，并来到医院接受治疗。当他们洗澡的时候，杰克开始罗列他们之前制订的洗澡的规则和他们的生活方式。妈妈说："杰克，现在这里没有任何规则。"杰克有些困惑，妈妈开玩笑地让他尝试一些新的东西。然后我们开始听到他讲述"房间"之外的所有不同事物。有一段时间，杰克依然遵循那些旧的规则，即便他们已经不在那个棚屋所处的世界里生活了。但渐渐地，他忘记了旧的规则，并敞开心扉去接受新的可能性：他尝试了一些新的食物，和小狗一起玩耍，也结识了一些朋友。这些新的经历就是新的起点。当你整合了你的创伤，当你能够去讲述你的故事和你的经历时，那些创伤就可以从当下退回到过去了。这种转移意味着，突然之间，你不再需要保护自己免受旧创伤的伤害了；突然之间，你的生活被"刷新"了，出现了另一种可能性。

而这些新的经历，就是我所说的新的起点。我第一次知道这个词是在读匈牙利精神分析学家迈克尔·巴林特（Michael Balint）的文章时，他是早期的精神分

析学家之一 [巴林特的老师和分析师是桑恩多·费伦茨（Sándor Ferenczi），而费伦茨的老师和分析师是西格蒙德·弗洛伊德（Sigmund Freud）]。巴林特认识到，那些经历过非常严重创伤的人需要一些不同的治疗方法，他相信那些经历过伤害或者从创伤中生存下来的人并不需要深刻的解释，他们需要的是一个地方来修补或治愈他所说的"基本错误"。"基本错误"是自我的一条断层线，一条由于当事人生活中某些经历的断裂或粉碎而形成的断层线。而这个"基本错误"正是需要医治的东西，但即便得到了医治，它也总会留下伤疤。他描述了让他的病人依靠他和治疗关系，使用实际的联结或依恋的支持，而不仅仅是解释、洞察力或话语来达到治愈的目的。他把这种工作称为回归，但它并不是倒退的意思。这就是我们关于医治创伤的词汇和魔幻信念会阻碍我们理解的地方。治疗并不只是要回到过去的情境中，去看看曾经发生了什么，它还涉及了解并认识到有什么东西是需要学习和加强的，即涉及那些没有发生的事情。治疗需要一种新的体验，它要求你能够体验新的情绪和感觉，它要求你冒险开口说话，用不同的方式诉说，并练习一些新的技巧和行为——这些行为要么是你从未学习过的，要么是你在创伤发生时无法练习的。

在整合阶段，所有片段都汇集到了一起：你已经放开手使这些片段都显现出来了，你也已经对这些片段进行了分类和描述，并把它们拼到了一起，得到了一个大的片段，甚至可以说得到了故事的全部。大多数情况下，这些经验最初都会导致你产生哀伤和悲痛——对于那些你曾经经历过的事情，以及你失去的东西；但是在这些哀伤的经历之外还有一步。因为当你越过哀伤继续前行时，你会到达一个新的地方，此时你会想问："现在会怎么样呢？"或"可能会发生什么事情呢？"或者就是非常简单地说："我不认识这个地方，我不知道自己现在在哪里。"你来到了一个陌生的地方，因为突然间，你完全活在当下了，那些曾经被你用来在创伤中生存的规则已经不复存在了，那些曾经保护你的警惕心也已经被卸下了。

对于创伤的医治来说，整合并没有什么独特之处，但它为我们定义了发展和成长的过程。发展心理学家罗伯特·凯根和让·皮亚杰（Jean Piaget）都描述了从一种认知状态（抵消它）到一种新的认知状态的不断转变。正如凯根所写的，"成长总是包含一系列的分化过程——从'我过去是谁'的阶段进入'我现在是谁'的阶段"。凯根继续说："皮亚杰将其称为'去中心化'——失去那个过去的中心，然后进入'重新聚焦'的阶段，形成一个新的中心。"从一个统一的自我到一个支离破碎且不统一的自我，然后再回到统一，这种变化是一个正常的发展轨迹，而这个过程需要支持。在成长过程中，我们需要有人来接纳"过去的我"和"现在的我"。好的父母既要照顾孩子成长的方方面面，又要让孩子有成长的能力。支持可以让你实现跨越——冒险放弃自我的那些旧的部分，从而让新的部分出现。在医治创伤的过程中，正是在医治的这三个中间阶段——解离、识别和整合中，这样的转变才会发生。在这期间，你需要有一个人来帮助你保持连贯性和统一性。

在整合阶段，这个新的起点的经验，实际上是指有意识且主动地重新参与这个正常的成长发展过程。如果说有什么可以明确定义重复性创伤，那就是成长的缺失，也就是说为了能够"专注于"生存和警惕，正常的发展过程关闭了。在不断遭受创伤的那些年里，你的年龄会增加，你的个子也会长高，但你内在的成长却停滞了。为了适应创伤，你维持了一个以生存为基础的连贯而一致的认知，而非一个以一致的同一性为基础的认知。在医治的过程中，非常重要的一点就是（当然在每个阶段的需求是不同的）寻找并拥有必要的支持来帮助自己面对成长过程中的新挑战。

新的起点就像心理发展和成长的干细胞，在整合阶段中会越来越多地出现。很多年前，当我准备从一次治疗会谈中离开的时候，我的手撞到了门。我转过身来，只是想要查看一下，确保一切安好，并得到一个让人安心的微笑，再一次接受善意。我看到她（我的治疗师）微微一笑，就是这么简单，但这一瞬间对我来说的意义却是非常重大的。因为这是一个代表新起点的瞬间——我触碰了一些新的东西：让他人看见我的需要，并且给予满足。虽然它只持续了几秒钟，但直到现在我依然能够感觉到身体里那种踏实和联结的感觉，就像我当时感受到的那样。

这些新起点的瞬间往往是一个个惊喜，有时它们可能会让你兴奋不已——你那长期以来牢固不破的保护措施失去了警觉，你终于"抓住"了自己。就像一个学步期的幼儿，突然摆脱了父母的束缚，在超市里欢快地跑来跑去一样。这是一种多么美妙的自由的感觉，新的起点就是这些自由的时刻，是充满可能性的时刻，更是充满奇迹的时刻。你真的很想知道接下来会发生什么，这就是新起点的关键，因为当处在创伤中时，你从来没有真正地好奇过接下来会发生什么，你的整个大脑和神经系统都被一个事实环绕着——你总是假设创伤会再次发生，你总是相信自己正在保护自己远离接下来可能发生的事情，即之前所发生的那些创伤再次出现。

因此，想知道的自由，踏入这个世界的自由，甚至进入一个新的对话的自由，可能会让你感到兴奋不已，但你也可能会因此感到害怕。你害怕是因为你已经习惯了了解和计划，而惊喜并不是你曾希望的。如果说有哪件事是创伤幸存者通常都很讨厌的，那就是"被打个措手不及"——不管是好事还是坏事。

我们很难将新的起点归类为"好的"或是"坏的"，它们就只是它们本来的样子，为你提供了一种更广泛的感受、体验与感觉。但由于它们是新的，它们会占据一个不同的空间；它们是你从未有机会去体验的东西，是你需要去修复的东西，因为它们的结构都被撕裂了。新的起点往往具有发展性，这通常会让它们显得非常温柔和珍贵。它们通常会令你感到惊讶，有时会令你害怕，还有的时候会令你感到尴尬——但它们几乎总是会让你感到脆弱，因为你同时觉察到了那个过去的自己和这个正在转变中的自己。新的起点就意味着事情已经从根本上完全不同了。有一句谚语说："你不能让铃铛不发出响声。"而新的起点会让你有这样的感觉：它们在你的内心响起，是你的新的自我的一部分，并成为你组织自己、与世界建立联结的一部分。一旦你有了这种新的经历，你就不会再回去了，但这并不意味着你将永远不会再回到旧的习惯中；不过你会发现，即使再回到旧习惯中，它也不会让你感到舒服了。你可能会习惯性地继续使用它，或把它当作拐杖一样的东西，但即便如此，它也会开始让你烦恼。与其说你改变了这个习惯，倒不如说你对它感到厌倦了——把它当作你不再感兴趣的东西抛在了脑后。

新的起点可以是瞬间发生的，通常情况下，它们会以惊喜的形式出现，但并不伴随什么"正确"的情绪。我曾经遇到过一些来访者，他们之前从来没有哭过，因此"哭"对他们来说就是新的起点；我也遇到过一些从不对自己的预约负责的来访者，因此"对自己的预约负责"对他们而言就是一个新的起点；我还曾经在一些其他国家工作过，那里的人民多年来都无法和平地开会讨论他们的问题，因此"和平开会"对他们而言就是一个新的起点。所以，新的起点有时只是你医治工作的一部分，有时它们甚至还需要一些额外的帮助。

在识别阶段，我们讨论了游戏如何能够帮助我们练习表达或为内在经验赋予语言。而在整合阶段，我发现游戏甚至是一个有趣的站姿都能为新的起点创造出完美的环境。这主要是因为新的起点通常涉及对未知事件的好奇，而创造这个空间正是游戏能够"大显身手"的地方。我曾经和我的儿童来访者进行过一种写作游戏，那还是当我在接受治疗的过程中被卡住时，我的治疗师带进来的一种技巧。这个游戏非常简单，一个人写下一个词语或一个句子，然后另一个人接着写下一个词语或一个句子，如此循环往复，直到你决定要停止。你可以写一些严肃的事情，也可以编故事，这些都不重要。我至今依然对那次经历记忆犹新：我写下一些东西，然后递给她，并意识到我根本不知道她接下来会写什么，但是那种坐在一个一无所知的空间里的体验是全新的。我意识到，对于一无所知的情景，对于完全不知道接下来会怎样，就像在玩一盘生死攸关的国际象棋，我从来没有感觉到如此安全。新起点的体验既是生理上的又是心理上的，你不只是在头脑中意识到有一些新的事情正在发生，你还能够在身体上感受到它。你能够感觉到那种电流，就好像你身体里所有的神经元突然以一种全新的方式连接了起来；它也可能会让你感到非常非常清醒，或让你产生了一种完全被冲昏的感觉，就像所有的体验同时冲进了你所有的回路，导致了回路的瘫痪。你会感受到兴奋、平静、悲伤、疲惫或哀伤，所有这些都会悄然来袭；但随着时间的推移，这种新的起点会让你感觉越来越开阔，心旷神怡。

Chapter 30
拥抱所有：接纳自我的方方面面

有人说战争是地狱，但那只是战争的一小半而已，因为战争还包含神秘、恐怖、冒险、勇气、发现、神圣、同情、绝望、渴望和爱。战争是肮脏的，战争也是有趣的；战争是激动人心的，战争也是一项苦差事；战争能使人成熟，战争也会使人消亡。

蒂姆·奥布莱恩
摘自《士兵的重负》

整合的定义是融合或联结成一个统一的整体。考虑到创伤的一个普遍"下场"是会被"粉碎"，因此从创伤中康复的目标就是整合——创造（实际上是重新创造）一个统一的整体。重要的是，你所创造的这个整体是全新的，你不会变回从前的那个自己。你正在创造的是一个新的整体——包含了创伤前的你、创伤后的你，以及穿越创伤实现了成长和治愈的你。

医治创伤的过程与正常的生长发育过程遵循相同的轨迹。你将会经历一些事情，或者会选择一些东西，它们会为你带来改变，会让你成长，会改变你的身份。比如，你可能会获得一份新工作、一次晋升，你也可能会生育一个孩子，或者是离婚。这些都是典型的成人经历，但它们都要求你要超越自我。这些挑战会促使你去整合那个改变之前的你、刚刚经历了改变的你（获得新的工作、生育孩子、失去配偶），以及通过改变得到了成长的你。这些挑战和随之而来的整合会贯穿你的一生。在我作为一名治疗师和高管教练的工作中，我发现，即使是这些小的、通常是愉快的挑战（获得新的工作、生育孩子）也可能是破坏性的。它们要求你在自我认知方面有一个较大的转变，并愿意为失去以前的自己或其他旧事物而哀伤。但是这种成长的过程，即使是颠簸崎岖的，通常也是有组织的——它来自你的日常生活，而不是一个有意识的成长决定。你生活中的这些变化会促使你去做整合的工作，你的日常环境也会支持你的成长，而且通常在工作完成之前，你并不知道自己正在参与这项工作。

对于重复性创伤或创伤性丧失的整合来说，情况并非如此。在正常的发育过程中，里程碑式的整合是在海平面上的漫长徒步，有时是卡茨基尔山，有时是落基山脉；但是对于整合创伤碎片来说，就仿佛是在 28 000 英尺高的地方攀登，看起来，在海平面上行走和在珠穆朗玛峰峰顶走最后 300 英尺用的是同样的行走动作：把一只脚放在另一只脚前面。在正常的发展过程当中，那个得到新工作前的我和那个得到新工作后的我是不同的，但它们是相似的，我可以同时拥有自我的这两个部分。它们之间虽有差异，但我赋予它们的意义、我的世界观，以及我的身份是很接近的。尽管它们之间存在着张力，但对我来说，同时拥抱它们，使它们足够接近，从而整合它们并不会有太多困难。通常情况下，我们在生活中的挣扎往往是因为我们自我的这两个部分的差距太大了，我们无法依靠自己的力量把它们联结起来。因此，当我们需要别人搭一把手，或者需要一根绳索来帮助我们跨越这个鸿沟时，我们会向外寻求支持，无论是向家人、朋友还是专业人士。

在医治重复性创伤的过程中，整合自我的这两个方面的任务与正常的成长和发展是一样的：接纳这两个方面，让这些碎片、习得的东西、记忆以及自我的方方面面相互联结并得到整合。但重复性创伤的整合要比正常的发展性整合困难得多，要想两者兼得更是难上加难。对于经历过重复性创伤的人来说，会感到创伤发生之前的那个自己和经历了创伤并从创伤中生存下来的那个自己，以及现在的自己有着天壤之别。自我各个方面之间的鸿沟就像科罗拉多大峡谷一样。事实上，正如我们所看到的，你围绕创伤建造的那些防御措施已经形成了一个大峡谷。

你让自己不同的部分留在了峡谷的不同侧，使它们彼此远离。这个峡谷保护你免受"意识到"和"感受到"的伤害；但接触并不是玷污，而是治愈性、成长性的；接触就意味着统一，而统一就是把你的不同部分、你的故事和你的经历结合在一起，这也是医治的目标。有了这种完整性，你就能够获得你所有的力量和学习能力，也能够拥有你经验的所有部分，尽管很难得到。

同时拥有两者需要一个非常重要但很简单的词——"而且"，而不是"或者"，也不是"但是"。例如，"我曾受过伤"，而且"我很可爱"；"我曾经很难控制自己的情绪"，而且"在别人的帮助下，我可以让自己慢下来"；"作为一个士兵，我曾经不得不以我现在感到羞耻的方式去行事"，而且"我是一个有爱心的丈夫和父亲"；"我觉得很尴尬"，而且"我相信我们的关系还是不错的"。创伤的世界通常是一个非黑即白的世界，它会让事情看起来就是这样，而不是那样。同时拥有两者要求你能够说"而且"。

同时拥有两个方面意味着你必须接纳每件事物的优点和缺点，好的方面和不好的方面。在心理学中有一个流派叫作格式塔心理学。"格式塔"（gestalt）在德语中是"整体"的意思，它的重点是把不同的部分组合在一起，从而理解事物之间的关系。格式塔心理学强调兼容并蓄，即同时拥有两个极端。我们以两件似乎对立的事情——"被看见"和"藏起来"为例，去探索处在每一端是什么感觉——每一端的收益和成本是什么？被人看见有什么好处，有什么坏处？藏起来有什么好处，有什么坏处？通过同时拥有这两种能力，同时拥有所有的优点和缺点，你就能找到自己的收纳盒来容纳所有的优点和缺点：你会发现这两种能力都存在于你的内心，并以不同的方式为你服务。你会觉得这些不同的部分都属于自己，都是自己同一性的一部分，并且在同一性的帮助下，你能够整合它们并与它们一起工作。

另一个很好的例子是玛沙·林内翰关于辩证行为疗法的研究工作。她提出了辩证法——另一个关于"同时拥有两者"的术语——并倡导通过接受特定的认知行为干预来学习如何同时持有两者。我认为林内翰就是一个最好的例子，她教导来访者同时使用自己的思维脑和情绪脑，她把这种整合大脑两方面的工作称为"智慧思维"。通过同时拥有思维脑和情绪脑，你能够得到更广阔的视野、一个全新的自己，并有能力做更多的事情。在迎接这两个方面时，你并不是在决定一个事物是否比另一个好，思维脑是否比情绪脑好——你只是去拥有两者，这样你就可以拥有它们的统一体，当你同时拥有两者时，你就拥有了智慧的头脑。

你需要冷静而坚定地抓住这两个方面，并相信一遍又一遍地这样做会为你带来新的东西，或支持你对一些旧事物表达哀伤。整合就是同时拥有这两者，并建立起各个片段之间的联系。在许多方面，整合的目标都不仅仅是兼顾"两者"，而是兼顾所有。在经历了多次创伤后，很少会只有两个碎片或片段（通常情况下有很多）需要你去同时拥有，但你很难同时拥有所有。通过学习同时握住两个方面，你可以锻炼肌肉来握住所有碎片或片段。当你同时接纳一个碎片好的方面和不好的方面时，你开始能够体验更多的事情。

在每一次整合之后，你都能得到更多的成长，并进而实现更多的整合。当我还是个孩子的时候，我祖母的丈夫奥布瑞正在用木头"制造"一架飞机。他和我的祖母生活在马里兰州郊区的一栋别墅里，他把其中一间卧室改造成了木工作坊。我和哥哥每年去看望祖母两次，当我们在那里的时候，我们就睡在那个木工作坊的地板上。躺在地板上是一个非常有利的观察点，可以抬头看墙上覆盖着的木钉板。这种木钉板把许许多多小块的木头粘在一起——弯曲的木头、圆圆的木头、拱形的木头——有些木头被粘在一起，与其他木顶板一起形成一块更大的木板。

我能够看到机翼沿着机身，在不同的组装状态下成型，他从最小的碎片开始粘，然后是一些小块。一年又一年，我亲眼看着整个机翼成型。从创伤中恢复的过程与之类似，这是一个迭代的、累积的过程。在每一次循环中，当你整合一些被粉碎的碎片或方面时，你就组建了一个小块，就像奥布瑞制作机翼所使用的那些小块。一开始你几乎看不出这是什么东西，它看起来也不那么重要，而且肯定不能支持你的重量或让你离开地面，但是碎片不停地叠加、累积到一起，最终就会成型，你也能够到达自己从未想象过的一些地方。

拥抱两者，拥抱所有，允许你去拥抱创伤的所有方面，甚至包括那些其他人可能无法理解但对你来说却很重要的事情。在《名利场》（*Vanity Fair*）上发表的一篇关于军人创伤后应激障碍（PTSD）的文章中，塞巴斯蒂安·荣格（Sebastian Junger）强调了从战争创伤中恢复的一个重要问题："我们在战争中发现的某些部分，或者我们自己的某些部分，我们不一定想要放弃。"是的，士兵会经历创伤，但他们也会经历友情和勇气。正如一名士兵所描述的，"战争有恐怖的一面，但也有美丽的一面，两者是共存的"。许多士兵都体验到了与战友之间的亲密无间，这是他们在其他地方很难得到的。我从那些在受虐家庭中长大的孩子那里听到过类似的说法，他们互相依靠，生死与共。在经历了创伤之后，你的同一性会和你的生存交织在一起。创伤会让你经历最好的自己和最坏的自己，治愈它是很棘手的，因为你很难将它们分开，害怕失去美好的东西会让你不愿放弃那些不好的东西。

创伤会以一种极具冲击力的方式洗刷掉所有的经历，因此相对于任何暴力，从创伤中恢复都更为困难。当暴力能够和同伴——比如说在战争中、在家庭中，甚至在帮派中——倾诉或共担的时候，这种经历尤其难以放手。这并不是因为你希望战争再次发生，而是因为你害怕失去那种紧密的联结，你舍不得那些对你至关重要的东西，你怀念有人在背后支持你的日子，也想念那些和你有着共同经历的人。在任何长期或重复的创伤中，你的生活都很少是单一层面的。即便是在重复的创伤中，也会有一些美好的时刻、美丽的瞬间或有趣的点滴，还会有勇敢的时刻和坚强的时刻——所有这一切都是属于你的，这总是一种混合的体验。

不仅是创伤会造成这种混合的体验，医治创伤的过程也会如此。好的体验和不好的体验是联结在一起的，有时在治疗过程中，你不得不接纳那些糟糕的体验以"留住"那些好的方面。你必须先拥有对战争的记忆，才能拥有将自己视为一个"忠实的朋友"的记忆；而同时拥有这两方面的记忆会让你变得完整。有时，当医治过程中好的部分发生时，你必须去接纳那些不好的部分——困难的情绪，比如哀伤。治愈并不是以"纯音"的形式发生的，好比我们的经历是一件要么是这样、要么是那样的单纯事件；它也很少发生在某个句子或段落中，就好像只有一种思想一样。治愈实际上是发生在诗歌当中的——在那里，悖论被写进了情绪、矛盾和隐喻里；在那里，所有这些都是可以共存的。

Chapter 31
同一性：重新找回“我是谁”

如果我失去了我的四肢，那是否意味着我失去了所有的自我呢？我要如何解释“两个并不匹配的部分合在一起会超越整体”呢？

芭芭拉·金索尔弗
摘自《毒林圣经》

当创伤粉碎我们的生活时，通常，它首先瞄准的是我们“尽在掌握”中的发展里程碑。如果你在婴幼儿时期经历了重复的创伤，那么破碎的发展里程碑就是建立基本信任感，你很难信任一段关系的稳定性和安全性，你也可能很难产生主观能动性——一种“我可以控制自己的行为”的最初的自我意识。如果你的重复性创伤发生在童年后期或青春期早期，当你正在学习掌握技能，学习如何学习，以及如何成为集体的一分子时，那你可能会拥有更多的信任和能力去向外寻找支持的关系，但却在自己学习的能力以及能否做好某些事情方面缺乏信心，而且与同龄人群体的联结也会有困难，这意味着你无法从你的家庭系统或社会规则之外获得帮助你度过青春期的知识。如果你的重复性创伤发生在青春期晚期或成年早期，那你的发展里程碑就是同一性。同一性就是“我是谁”的最新版本，当心灵的创伤粉碎了这种同一性，你会感到自己遭受了一场毁灭性的损失。

参加过伊拉克和阿富汗战争的退伍军人的自杀率一直居高不下。相比那些在战争中实际牺牲的士兵人数，自杀的退役军人更多。人们非常震惊：“他们已经荣归故里了，为什么要自杀呢？”但这就是战争的问题，正如格雷·布雷萧（Gay Bradshaw）所说的，“远离了事件本身，当幸存者从那种环境中解脱出来后，他们的创伤痕迹在外人看来似乎已经消失了——他们重建了正常的生活，也重新参与到了家庭中；他们努力工作，享受节日——但这些表象可能会被错误地解读"。创伤几乎总是被认为是一种要么全有、要么全无的情况——要么正在发生，要么就完全不存在。那些没有经历过创伤的人，或者看到你当下生活中不再有往日创伤的人，都认为创伤已经过去了。是的，你是在战争中生存下来了，你的虐待关系或你受虐待的童年也都已经过去了，但创伤情景的结束仅仅意味着医治可以开始了，而不意味着创伤消失了。当人们观察你的外在时，他们看到的仅仅是你正在过一种没有旧创伤的生活，但他们看不见你的内心——你正在努力医治和整合你所经历的一切。

　　20世纪80年代初，当我在新泽西州北部读高中时，有一个女孩是"越南船民"，她不太会说英语。她每天上学都穿同样的衣服——蓝色的裙子和白色的衬衫。在我上高一的那年，她总是孤单地躲在我们餐桌的尽头。她选择的地方很好，因为我们都是"老实"的新生，每天都会做《纽约时报》的填词游戏，所以我们对她来说基本上是"无害"的。但我的一个遗憾是，我没有"主动地"行善，而只是"被动地"善良。我们从来没有主动接近过她，只是任她呆坐在那里。当我在柬埔寨和东南亚工作的时候，我才了解到像她那样的家庭所遭遇的磨难与艰辛。如果能够重新来过，我愿意给予她更多的关爱，而不仅仅是一个安坐的地方。

　　但是在那个时候，我天真地以为她现在终于安全了。她出来了——她现在安全地（我认为）生活在我们的小镇——所以她一定"一切都好"吧。这是一个过于简单的想法，也是大多数电影的结尾：你历经磨难，然后从此过上了幸福的生活。这是另一种奇幻思维——它掩盖了当安全来临时需要完成的其他工作。安全来临并不意味着努力的工作可以就此结束，相反意味着现在可以正式开始了。在我读高中的时候，我并不知道那些来自越南和柬埔寨的难民是如何从战争中幸存下来的，他们冒着生命危险乘坐小渔船逃生，在凶险万分的大海中，只有少量的食物和淡水，还要面对虎视眈眈的泰国海盗。这意味着他们的许多物品都被偷了，许多妇女和女孩遭到了强奸，而男人们则被殴打或杀害。是的，他们是安全地上了渔船，但却承受了更多的重复性创伤，然后他们最终抵达了美国。

这种认为"最终进入安全之地"是结束而非开始的观点，与我在经历了战乱的国家中所看到的问题类似。每个人都认为和平协议标志着和平进程的结束：生活可以恢复正常。正如和平专家约翰·莱德里奇所说："实际上，情况正好相反……事实上，和平协议意味着一系列全新的谈判才刚刚开始，而这些谈判往往更为棘手和艰难。"和平协议只是意味着工作可以正式开始了，这对于国家来说是如此，对个人亦是如此。

作为一个经历过重复性创伤的成年人，你所面对的问题是，你是被当作个体来对待的，而不是你经常变成的那个四分五裂的国家。在你经历战争或一段受虐的关系之前，你的同一性是完整的；当你经受创伤的时候，你会尽可能长时间地维持这个同一性；但是当生存的环境要求你以一种与你的同一性相冲突的方式行事时，你就不能再继续保持这种旧的同一性了，你会建立一种新的同一性，而你的旧自我将永远不会认可这个新的自我。

但是在危机或战争期间，你是可以表现出这种新的生存自我的。你可以把过去的自己抛在脑后，你也可以假装它不存在，甚至想象它实际上已经消失了。但是当你离开战场回到家园时，通过那些想念你的人，你还是能够看到那个旧的自我。不管是在你生活过的、熟悉的地方，还是在家庭相册中，抑或是在朋友们善意的欢迎中，你都能同时看到旧的自我和新的自我，这两个身份现在成了同一个战壕里的敌人——对峙由此拉开帷幕。

那些你爱的人试图帮助你，他们告诉你，他们很爱你，你现在没事了。他们看到你在岸边很安全，他们认为你的战争已经结束了，既然你回来了，那就说明一切都过去了。他们不知道真正的工作才刚刚开始，你内心的两个不同的自我之间仍然有一个和平协议需要去达成：你必须以休战开始，而不是以休战结束。

爱德华兹·提克（Edward Tick）曾说："退役军人都知道，他们去了地狱一趟，现在回来了，他们与从前不再一样；我们期待他们能够把战争抛在脑后，重新参与平民生活中的正常活动，但他们不可能做到这一点；如果我们强制要求他们这样做，那也是不对的。"作为一名退役军人，提克写道，无论何时，每当有人问他是什么时候离开越南的，他都会回答说"昨天晚上"。

当你倾听那些在儿童时期受过创伤的人的故事时，你最常听到的是"我需要找到自我"。实际上，他们从未长大，而是生活在一个"似我"的自我中，等待着拥有更多的稳定性来创造一个真正的自我。当你听到那些在青少年晚期或成年时受到创伤的人的故事时，你经常会听到"灵魂死亡"一词，那些在儿童时期受到虐待的人并没有像前者一样觉得自己"从未活过"，相反，那些受到创伤的成年人却感觉自己已经死了——他们感觉自己那个旧的自我、那个内在灵魂，死了。灵魂死亡就像创伤后应激障碍带来的幽灵般的痛苦一样，是一种实实在在能够体验到的痛苦，但别人是看不到的，这也是为什么那些开始新起点的工作会异常困难——不管是察验损失，还是承认自己像一个分裂的国家那般生存的经验，抑或是承认自己是一个灵魂死亡或处在昏迷状态中的人。

创伤是碎片化的，它可以分裂记忆、经验以及自我的某些部分，当同一性被破坏的时候尤为如此。我们的任务是再次拥抱过去的自我和现在的自我——同时拥有这两者，这样它们就可以建立联系，你也可以变得完整。我知道有一些部分是你不想拥有的，你的故事或行为的某些方面，你不想当它们是真实的——有些部分你希望自己可以放下，而有些部分你认为自己已经放下了。当你同时拥有这两者时，你会经历一个哀伤的过程——为自己所经历的，为自己所失去的，为曾经的那个自己，以及为自己所做的事情哀伤。你会为你的生活而哀伤，那个你曾经觉得无法忍受，但现在可以"活下去"的生活。为你的丧失而哀伤并整合它们会为你带来希望和可能性，你也会经历一些新的开始的时刻。当你"见识"过外部和你内在的"恶魔"，你就会看清经历过磨难的自己是什么样的人，你就能张开双臂来拥抱这两个方面。的确，通过医治工作，你将放开自己去接纳所有。你不仅能治愈自己，还能容纳他人的痛苦，并支持他们。

Chapter 32
整合阶段一些有益的练习

有哪些事情会支持你在整合阶段的工作呢？首先，任何能帮助你慢下来，使你活在当下，并帮助你与自己和治疗师或团体保持联结的事情，都有助于你在整合阶段的工作。慢下来可以帮助你去讲述并看清自己的故事。在整合阶段，你需要空间和时间来看清你体验的所有部分。虽然对整体的认知可能是一种"顿悟"的体验，发生得很快，但整合的工作却是缓慢推进的，它要让这种认知深入人心，并融入"你是谁"的结构中，这需要时间。记住，在整合阶段，你是在前面阶段的基础上进行建构工作的——你之前所做的许多练习不仅是为了锻炼你在特定阶段所需要的肌肉，也是在锻炼在整合阶段即现在所需要的肌肉。考虑到在整合阶段出现的哀伤，这是一个很好的时机来使用你在解离阶段的一些练习，来帮助你抚慰自己，管理自己的情绪。在解离阶段，你努力觉察并扩张你的宽容之窗，在那里，那些曾经帮助过你的练习将继续加强你的能力，使你能够接纳个人故事并拥抱随之而来的哀伤。所以，现在回顾一下那些在解离阶段曾帮助你管理自己情绪的事物，以便觉察出哪些是有用的，以及你能做些什么。

整合也是一个很好的重新审视你的正念和自我觉察的练习的时机。整合的过程是一个巨大的转变：你从一段碎片化的创伤经历中走出来，这段创伤经历从某种程度上来说一直都在发生——要么通过侵入性的记忆，要么通过你继续使用的保护措施——而整合创造了一种视角上的转变，在这个空间里，创伤转移到了过去，回到了那个它发生并结束的地方。正念帮助你加强了你的观察能力，从而有助于你去看清并接纳你所看到的，并帮助你将你的想法和你身体的感受联系起来。正念的这种整合能帮助你拥抱更多的故事和体验，而且这种整合以及你拥抱自己体验的能力，并不仅仅是为了你能够在当下拥抱自己的创伤，也为了让你能够去迎接新的起点。此外，找到时间、空间以及觉察力来接纳所有这些新体验，并允许它们成为你精神和身体体验的一个方面，也是医治工作的重要部分。

在这个阶段，音乐可以帮助你了解整个故事。你可以创建一个播放列表，其中包含你的所有方面，或者与你当前正在进行的整合工作进行对话。你可以去听这个播放列表，并简单地接受它，反思你的自我和你的故事的那些方面。它也允许你用不同的方式讲述你的部分故事和整个故事。如果你更倾向于视觉化的方式，那你可以做一个拼贴画，把那些当下正在向你涌来并汇聚成一体的东西挂在你可以看到的地方。写日记有助于你在其他阶段的一些工作，但在整合阶段，你可以专注地使用这个工具来捕捉你的体验和故事更连贯的版本。把你的经历写下来可以帮助你强化你的情感体验和你的语言经验之间的联系，因为写作是一个私人的、缓慢的过程，它可以帮助你去接纳自己的故事，并给你机会去阅读和重新阅读它们，使你真正地接纳它们。

在治疗之外，如果可以的话，这也是一个放慢自己的好时机。在任何哀伤或成长的重要时刻，你都需要更多的时间来休息并照顾自己。休息和自我照顾对每个人来说都是不同的，因为人们对精力和恢复活力的需求是不同的。在整个旅程中，照顾好自己都是非常重要的，在整合阶段尤其重要。在某种程度上，这种自我照顾和休息的行为就是新的起点的一部分，也是经历创伤损失的一种不同方式的一部分——你把它作为一种丧失来应对，而不是一种被埋葬和被忽视的东西，或者仅仅是幸存下来的东西。你知道如何度过困难时期并继续前行，但是通过医治的过程，你会了解到从磨难中生存下来，并且花时间去愈合，寻找并得到支持，以及照顾自己的生活到底是什么样的。在这个阶段，我会和我的来访者一起努力寻找能够让他们真正感受到休息、关爱和安全的经历和画面，并鼓励他们不遗余力地创造这些。他们的画面包罗万象，从记忆中的风景到想象中的场景，他们会通过在后院挂起一张吊床或在他们的书房里清理出一个阅读角，来努力使这些画面中的一些成为现实。

当然，事情并不总是顺利的，但是如果可以的话，整合阶段也是一个清理日程表中额外工作或志愿项目的好时机。这是一个让自己在日常生活中"勉强及格"而不是试图夺得金牌的时刻。花时间来进行自我关怀和反思是很重要的，但拥有更多的空间和时间就意味着你要降低自己的压力水平和生活节奏。整合阶段的工作需要缓慢和安静，它是一个更从容地思考如何前进的机会，也是一个长时间散步的好时机，你可以通过运动来练习自己观察大自然的技能和感知自己身体的能力。

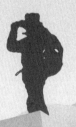

第六部分

巩固阶段

在长期的暴力环境下获得内心安宁的困难表明，我们更善于了解如何结束对每个人造成痛苦和伤害的事情，而不太明白如何建立人们渴望的东西。

约翰·莱德里奇

摘自《道德想象》（*The Moral Imagination*）

Chapter 33
巩固：休养生息、沉淀

　　我的工作需要经常出差，但这个秋天我决定在中转时逗留一天休息一下。在去纽约之前，我在奥斯汀多待了一个晚上。在空闲的这天，我选择了参观约翰逊总统夫人的野生花研究中心——一个284英亩①的野生生物保护区，约翰逊夫人的使命就是为植物和野生动物创造、保护和修复一些原生态景观。我一大早就到了那里，我拿着地图，开始漫步在不同的小路上。我选择的第一条路蜿蜒穿过了满是蝴蝶的野花丛。我对一位站在身旁的男士说："这里的蝴蝶真多！"这位男士拿着一个镜头很大的相机，反驳我说："这根本算不得什么，你中午回来看看，那时太阳就出来了，温度很高，你将会看到成千上万只蝴蝶。"

　　在那个时候，这对我来说简直荒诞极了，因为我错误地认为蝴蝶是一类在烈日骄阳下喜爱阴凉的动物，但当我查阅了有关蝴蝶的资料后，我发现它们绝大多数都能够在华氏28℃的内部温度下飞行。事实上，如果温度太低的话，它们是无法扇动翅膀的。要想扇动翅膀飞起来，蝴蝶翅膀上的肌肉必须是温暖的，这就是为什么你会看到蝴蝶在阳光下翩翩起舞。它们是天生的精灵，知道如何停下来去吸收能量——它们会在花朵上驻足去吸收太阳的能量，温暖它们的肌肉，为再次飞舞做准备。

　　所以，尽管不相信会有更多的蝴蝶，我还是照那个人说的做了——在中

---

① 1英亩≈4047平方米。——译者注

午的时候回到了那里，没想到我居然看到了迄今为止我所见过的最壮观的蝴蝶表演——成千上万只蝴蝶成群结队，着实令人着迷。说实话，那天我真的不舍得离开，即使我调头走到别的路上，也会不自觉回到那个野花丛，再次置身于那些蝴蝶的包围中。这是我休息的时光，这里有成千上万名老师在等着我——它们让我沐浴在阳光中，获得飞舞的力量。

从创伤中恢复需要一个收集能量的阶段，而这正是巩固阶段的意义。在这个阶段，你能够得到休息，而且它看起来是隐蔽的、不可见的、没有重量的。当你置身于其中的时候，你很容易就会忽略它的存在——你可能要花一段时间才能看清周围的风景。当我到达这个阶段时，我知道我应该通过它的平静和休息的感觉将它识别出来，但我并没有做到这一点。我总是在寻找下一个目标，所以，当我第一次进入其中时，我感到有些不安，好像自己又回到了已经离开的工作中，然后我说服自己"现在肯定又进入了准备模式"，虽然事实并非如此。

休息看起来与努力工作是相矛盾的，但事实上，为了增强你的体力和学习能力，休息是必需的。研究者们发现，为了变得更加强壮，首先需要休息的一个领域就是体育领域。在体育运动中有一种训练模式被称为周期化模式，它包括"在一个特定的时间段内，一个训练计划的各个方面的渐进循环"。这种模式的目的在于帮助运动员逐渐变得更强壮。而在周期化模式被发现之前，运动员们经常因超负荷训练而受伤。他们训练得越来越努力，想要变得更快、更强壮，但在这种高强度的努力下，他们的肌肉无法得到恢复或修复。随着时间的推移，他们的肌肉不仅没有变得强壮，反而会受到不可逆的损伤。在训练过程中，真正能够加强肌肉的是努力锻炼使肌肉产生小的撕裂，然后休息足够长的时间来修复这些撕裂，使肌肉比以前更强壮。

与准备阶段一样，巩固阶段的重要性也可能会被低估，甚至被完全忽略。对于长时间的医治工作来说，那些情感、故事、挣扎是你唯一能真正注意到的事情。当你在整合阶段经历了哀伤的片段后，你会突然发现自己丧失了感觉。对于那些经常在压力下感到麻木的人来说，一开始这可能会令人很难接受。难道我又麻木了？你并没有麻木，你只是在体验平静和安宁。此时此刻，你所感受到的是压力的消失，这与你吃了止痛药而感觉不到疼痛是有区别的。你现在感觉不到痛，是因为那个地方被治愈了。在巩固阶段也有一些奇怪的开放性。我之所以说奇怪，是因为它们可能会让你感觉很新鲜，对于长期生活在重复性创伤中的人来说，开放或自由的感觉是相当罕见的，你可能都"不认识"它们。

巩固是一种没有渴望和追求的状态，巩固阶段也是一个休息的时间，是你的身体、你的系统、你的大脑吸收它所经历的变化的时间。巩固就是一种你可以从中成长的状态。

当我感觉不到挣扎的时候，我就会以为自己又回到了准备状态，并四处寻找下一个目标。但是巩固阶段并不是基础营地，而是高级营地——它会将巩固工作和下一步的准备工作联合起来。巩固就是巩固已经完成的工作，使之固定下来，让自己能够轻松享受新的肌肉、新的思想和新的自我，而准备阶段会引发新的问题："现在该怎么办？""到目前为止，还有哪些工作需要做，哪些工作需要调整？"

这就是为什么周期性模式在训练中是如此重要。运动员们都很懂得如何真正地激励或鞭策自己——他们知道那是什么感觉。在努力工作时，人会产生一种内在的满足感，但事实也证明，运动员们很不了解应如何以及在何时休息。在训练计划之外，他们往往会过度训练。他们会超时长、超强度地压榨自己，导致肌肉随着时间推移而崩溃，而他们的健康和表现都会受到影响。

巩固阶段会自然而然地出现，它看起来似乎是跟随整合阶段自动出现的，而且倾向于根据需要调整时长。在整合阶段，你的工作开始减速，你开始看清自己的创伤故事，而在巩固阶段，你允许自己到目前为止所做的工作都能够尘埃落定，并为你所用，成为你所认识的自己的一部分。根据你已经完成的工作，它可能会持续数天或数周。作为一名运动员和一名从创伤中康复的病人，如果我能看到所发生的一些事情，我就会更相信休息的意义。我希望能得到某种视觉化的帮助，比如"正在充电"的标志，就像我的 iPhone 在充电时会显示的那样，它会让我感觉事情正在发生。在运动和治疗中，我经常以自己的方式不允许休息发生——我经常与它们斗争，我会继续工作，这样我就能感觉到自己是在"做事情"。我会不遗余力地把自己逼到"电量为零"，然后再去"充电"——强迫自己休息一段时间，但这往往需要更长的时间才能"充电完成"。

所有的学习都需要休息，事实上休息也可能是睡眠的主要功能之一。正如我们在记忆那一章中所讨论的，我们有两种主要的记忆系统：一种是快速的短时记忆，主要依赖于海马体；另一种是缓慢的长时记忆，依赖于大脑新皮层。很显然，休息是促进信息从短时记忆进入长时记忆的一个重要因素。我们不仅需要一个能快速获取信息并在必要时将其提取出来加以利用的系统，也需要一种能够把旧信息和新信息编织在一起的方式，而这个过程正是在我们休息的时候发生的。

巩固不仅对每个人来说都是不同的，而且当你每次经历它的时候，它也是不同的，这也是它很难被发现的另一个原因。与体育运动中的体能训练不同，根据工作时间和工作量的不同，人们需要的主动休息或完全休息也是不同的。在巩固阶段，我曾经大量睡觉，也曾在海外紧张地工作。在这两种情况下，医治工作明显是被搁置的，但修复却仍在以不同的方式发生。有时，你会觉得需要一些彻底的休息：睡觉、读书、看电视或亲近大自然；而有时候，你可能觉得需要一些积极主动的休息——重新关注自己的生活，尝试一些新的事物，抓住机会伸展自己一直在生长的肌肉。随着进入巩固阶段，你将慢慢重新进入准备阶段。巩固工作所用的时间越长，准备阶段就会越短，这部分是因为当你的休息时间接近尾声时，准备阶段会自然而然地开始。

Chapter 34
安好：享受岁月安好

最近，我的治疗师告诉我，我需要更多地体验"一切安好"。因为我总是感觉，如果我"没事"，那我就会被"单独留下"，所以我对于"没事"的状态一直都很警惕。比如，如果此时我觉得自己"没事"了，那我的向导就会继续她的工作，开始帮助其他人，而我将被抛弃；或者"既然你已经一切安好，那么来帮助我如何"。安好是一种情绪的浮冰吗？它是否会像滑道和梯子一样——一旦踏上平台，就会一路滑回到起点？或者我是否会安于现状，不再有足够的耐心去做仍须做的医治工作？

这就是生活的现实——你不必担忧事情总是会一帆风顺，或者一直朝着相反的方向发展。生活有它自己的波浪起伏，一定会有风暴、飓风或海啸，你需要感恩并欣赏那些风平浪静的日子，那些安好的岁月。我还记得我父母的一位朋友——一名越战老兵，他曾经的工作就是训练军犬。他深情地谈论那些与狗相处的日子，并向我展示了一张他喂狗的照片。他是一个粗犷的男人，曾经和我的父亲一起打垒球。那天，他喝了很多啤酒，嗓门非常大，但当他谈论起那些狗以及越南的日落时，我意识到，尽管是在打仗，但他还是找到了一些岁月安好的瞬间。和平年代也是如此，现在去寻找那些安好的瞬间吧，努力地向着安好的时刻迈进，哪怕它只有几天、几小时，甚至是几分钟。

我的邻居有一张每分钟 45 转的唱片，里面有飞鸟乐队演唱的歌曲——《转！转！转！》(*Turn! Turn! Turn!*)，歌词中有一句影响人们数千年的著名的圣经经文——"万物皆有时节，撒种有时，收割有时"。巩固阶段就是一个收获的季节，一个晴朗的季节，一个和平的季节。安好并没有抹杀创伤的存在，它并没有说

"既然你已经安好如初，那就当创伤从未发生过吧"，或"现在你已经安然无恙了，你必须一直保持这种安好的状态，你的治疗已经完成了"。这是一段休息的时间，是培养"享受岁月安好"能力的时间。

这比你想象的更有必要。记住这一原则：神经元是通过互相放电而联结在一起的，安好的状态有助于建立镇定和平静的神经网络。对于那些从重复性创伤中痊愈的人来说，他们长期处于惊恐、恐惧、愤怒或麻木的状态中，他们的神经网络是建立在这些情绪及相关的认知之上的；但现在你需要平衡这些方面，你需要建立一个镇定、平静的神经网络，建立能够接受积极事物的神经感受器，来接收积极的感觉、积极的面部表情以及正能量的语言。当你感受到它们、看到它们或者听到它们的时候，你能认出它们吗？在第二部分准备阶段中，我谈到过感恩的练习——在每天结束的时候花一些时间来反思，然后写下你要感恩的三件事。在巩固阶段，你可以将这一练习修改为"三件能够留意到并接受的积极的事物"：每天晚上，回想并写下使你感到被关心的方式、你注意到的微笑以及你体验到的美好感觉，并训练你的感官去察觉它们。

由于我们对创伤是如此熟悉，因此它可能会被误认为是安全的地方；讽刺的是，安好却会让你感到不安全。当我进入巩固阶段时，我通常发现那里只有我一个人，一开始我也能够享受这种独处，但当我突然意识到这一点时，我就会像动画片《猫和老鼠》中的汤姆猫一样，从高空中垂直坠落下来——它本来一直在往前走，直到发现自己已经没有走在坚实的地面上，然后"噗"的一声就开始垂直下落，绝望地抓着岩壁。当我突然意识到自己已经安好时，我会忘记继续将头在水面上放平——通常我会四处打转，寻找一些能够紧紧抓在手中的东西。我需要不断地提醒自己：我现在确实已经安然无恙了，我能够自由飘浮，也能够游泳了，水并不是那么深，我甚至能够从水中上来，坐到岸边的椅子上。

接受积极的事物和学习管理复杂的情绪一样需要大量的练习，但关于这一点，一些更大的系统层面上的工作（比如国家之间的冲突或战争结束后的重建工作）往往会出错。一旦紧急情况得到解决，援助工作通常就会戛然而止、迅速撤离，转而投入下一个危机或有更多资金的问题中。在危机被解除、基础设施基本到位的情况下，援助者们会想当然地认为剩下的工作可以由这个国家自己轻而易举地担负起来。但是，正如历史向我们表明的那样，更多的情况是，那些完全复苏的国家往往是得到最大化支持的国家。同样，你必须花足够的时间处在安好的状态中，才能巩固那些进展良好的工作以及你已经学习到的东西。你需要时间去体验自己的坚强，去清醒地思考，去做决定——从一个安好的状态，而非仅仅生存下来的状态。

所以，安好状态下的日子看起来到底是什么样的呢？大部分情况下，它看起来和大多数人的日常生活并无二致。你看起来是在做你需要做的事情，但实际上却是在"活在当下"。当你制作巧克力蛋糕时，你就是在做巧克力蛋糕；当你洗车时，你就是在洗车。你会谈论世俗生活，以及你那很久不曾提起的梦想；你也会谈论你生活中的其他事情——在医治工作和创伤之外的事情；当然，你并没有忽视它们，也没有隐瞒它们，它们只是暂时脱离了你的视线。这就是巩固阶段的一些重点：你不是在"致力于"这些工作，而是允许它们自然发生。你要顺流而下，别挡了它们的路，这样它们才能对你施展强大的治疗魔法。

别挡了它们的路。这听起来很简单，然而，由于安好是一种新的学习，它似乎比你习以为常的创伤的探戈舞更复杂。也许舞蹈是一个很好的比喻，安好就好比一个领舞者，你要做的就是放松进入舞池，然后跟随他。学习跟随并不容易，你必须去信任，去呼吸，去主动地放松，有时，闭上眼睛会有助于你提醒自己，你现在是在跟随，而不是在掌控方向——别挡了它的路。作为一名划桨手，我深深地懂得"不挡道"的道理。在划了一下桨之后，有一段被称为"复原"的时间——你的船桨离开了水面，而船却在滑行。你需要让你的身体和你的手臂保持不动，你需要先"撤出来"，这样船才能够通过划桨产生的冲力向前滑行；同时你也能够得到恢复，并再次用力划桨，使船能够继续前行。

Chapter 35
再次穿越创伤医治周期

然而，第一营地的安全并没有给我带来多少安宁：我无法不去想下面一步之遥那块看起来就"不吉利"的、倾斜的石板；要想登上珠穆朗玛峰，我至少还要在这块摇摇欲坠的石板上走上七次。

乔恩·克劳考尔，《走进空气稀薄地带》

本书的内容是线性展开的，有开始，有中间，也有结尾——从一端到另一端，要以一本书的形式真正抓住一个周期的本质是很困难的。当我最开始有写这本书的想法时，我实际上是想围绕这个周期的每一阶段单独成书，就像群山的路径指南通常会按照山脉而分成更薄的手册一样。如果每个阶段都有自己独立的书，那读者就不会感到有压力去进入下一个阶段，直到他们准备好。而一本描述全周期的书可能会让你觉得"应该"进入下一个阶段——就好像这个过程可以快速或直线地完成一样。当然，我关于各个阶段独立成书的想法也是存在问题的，那就是把六本不同的书汇编成一套宝贵的丛书出版是不现实的。这并不是一个可行的方案，因此，我卡在了一本书的标准格式以及它所带来的线性特征中。

所以现在在巩固阶段，在我们开始重新进入准备阶段之前，花点时间讨论一下这个周期是很重要的——你将再来一次，进入并完成下一个周期。因此，读到这本书的结尾并不意味着旅程的结束，它只是意味着你到达了一个时刻——一个反思和回到起点收拾行囊的时刻。这就是医治和成长的本质，即使是健康的成长也是如此。循环意味着医治过程进展良好，通常不需要你多做干预，在医治创伤的过程中，你将经历多次的循环。在这一章中，我想谈谈从一个阶段到另一个阶段的转变，以及从你医治之旅开始到结束，不同阶段之间可能会有所不同的地方。

准备阶段

当你花时间在巩固阶段时，你可能会留意到自己开始不自觉地考虑后续篇章的工作。其实你不必如此紧锣密鼓地催促自己，你的潜意识拥有一种杰出的觉察能力，它知道你何时会准备好再次攀登。当你在大本营休息一段时间之后，你就可以为下一次攀登做准备了，你将会重新回到准备阶段。在治疗的早期，准备阶段可能是一个极为漫长的阶段，因为每个周期你都得重整行囊。这是一个你开始了解你自己、你的向导或你的团队，并学会真正信任自己和他们的阶段。我鼓励你尽你所能花足够多的时间在这个阶段，来储备或加强你所需要的任何东西。在这个阶段花时间是值得的，你医治之旅的其他阶段会因此更加顺利，而且随着时间的推移，你在准备阶段投入的时间会越来越少——你将会更多地将它用作一个检查的时间：一切都准备好了吗？我们需要留意什么？在医治过程中什么工作进展得比较顺利？哪些因素妨碍了治疗？哪些因素会强化治疗关系？在治疗之外，还有什么可以为我提供更多的支持？

你可能会注意到，在与团队或向导分开后，你会花更多的时间在准备阶段，或者在你经历一次危机或挫折后，也可能会在准备阶段花更多的时间。事实上，我建议你在任何危机或挫折（丧失、复发、自虐、疾病）之后，都有意识地在准备阶段花一些时间；无论你处在医治之旅的什么位置，都要弄清楚哪些事情会支持你的医治，以及什么会导致挫折或复发。停下来休息一下，获得一些其他的视角，并加强与向导及支持团队之间的关系，所有这些对你的医治都是有帮助的。记住，准备阶段就是去加强你所有的资源——包括你的身体。这可能会表现为，你会更多地关注身体方面的康复或与你的身体重新建立联系，以及更多地关注工作、家庭生活或精神信仰。

当你重新回到准备阶段时，重新阅读本书第二部分准备阶段的内容也是很有帮助的。可能会有一些曾经对你来说非常重要的部分，现在变得不那么重要了，也可能会有一些之前你根本不记得的部分突然变得相关了。你可以使用这个部分来提醒自己注意那些需要留意的事情，以支持你在这个阶段的工作以及所需的耐心。准备阶段和巩固阶段都是很好的反思时间，在这两个阶段写一些日记或随笔可能是非常有帮助的，你可以通过它们检查自己身处周期的哪个位置。从上次经历这个阶段到现在，你发生了哪些变化？你能做些什么不同的事情？你对哪些事情加深了理解？你在哪些方面感到更加开放，防御减少了？你允许自己经历了哪些新的体验？

解离阶段

准备阶段的工作为解离阶段创造了信任和安全的体验。记住，解离阶段取决于你放手去依靠、去信任的能力。当你的系统感受到充分的支持时，它就能够冒险跳向你的内部跳板的边缘，你不需要强迫它，向解离阶段的飞跃通常都会让人感到意外。

关于解离阶段，我能给你的最大建议是，从治疗开始到结束，无论你何时经历这个阶段，它都会让你措手不及，因此它总是会让你感到不舒服。它违背了学习曲线的逻辑，你总是笃信，由于你先前已经经历了这个阶段，因此它应该会变得容易一些。然而，现实是残酷的，事实并非如此。这是必要的内在构造板块的翻转和移动，允许碎片能够被"抖"出来，被命名，能够彼此联结，得到修复；但内心的地震通常会动摇整个系统。你对自己越是温柔，提醒自己这部分通常会感觉很糟糕，你对这个过程就越是有耐心，你的医治过程也就越稳固。

如果你还处在治疗的早期阶段，如果你感觉治疗让你有些招架不住，或者你不太确定自己的落脚点，那我建议你重新回到准备阶段。你不必须担心向前迈进的工作被停滞了，因为一旦你再次感到坚实或安全，你内在的那个探索者就会重整旗鼓，再次冲上跳板俯冲一跃——随着水花四溅，你就会回到解离阶段。这就是医治之美：你的系统想要得到医治，当给予正确的支持时，它就会随着医治过程向前推进。一个不好的消息是，医治并不总是让你感觉良好，这就是本书的目的之一——帮助你在感到疲倦或痛苦不堪的时候，能够理解并包容内心所发生的一切。

在治疗的中间阶段，你会花更多的时间在解离和识别阶段之间来回转换：找到碎片，进行分类，并谈论它们。在治疗的中间阶段，医治工作会很艰难，但这是一个回顾解离和识别阶段工作的好时机，也是一个提醒你自己医治创伤需要双轨道同时运行的好时机——你可以在内心感觉糟糕的同时，继续参与你的日常生活，并享受那些你有能力享受的时刻。过去的体验和当下的体验都是真实的，两者都存在于你的内心。事实上，在治疗的中间阶段，重要的是要平衡过去的工作和当下的工作。你需要有一个固定的锚或一根结实的绳索紧紧地系在身上，使你能够穿越回到过去。

识别阶段

从解离到识别阶段的转变是一个程度上的转变，你在解离阶段挣扎，而识别阶段正是你开始理解它的地方——找到语言，找到其他片段。这个阶段强调了命名的力量以及说出真相的力量。起初，可能一个单词、一句陈述、一个大声说出来的真相，就足以让你一路披荆斩棘，通过整个周期。你会直面它、感受它，然后也需要休息一下，这实际上是非常正常的，没有问题，你正在尽你所能提升情感的分量，建立情感的肌肉。而识别阶段的美妙之处就在于，它能够帮你明白，当你在解离阶段出现无所适从的情绪时，可以做些什么——赋予它们语言，看看它们与什么有关。

要记得，重复性创伤可能会伴随着某种程度的沉默。创伤最大的本质就在于它是无法言说的。为你的经验找到文字或语言的行为实际上是一种"激进"的行为——通常你需要非常努力才能做到。记住，当你把你的经历用语言表达出来时，它就会变得容易理解——首先也是最重要的，是被你理解。有时，你甚至是第一次真正理解自己所经历的事情。

希望你还能够记得，在识别阶段会有很多试错的元素。因为你是通过尝试、练习而不是明确的信息来对碎片进行分类和命名的。这是一个重复和练习的阶段，你一次又一次地回到某个故事、某段经历或某种感受之中，不断地尝试进行分类、命名或绘制这个区域的地图。在这个阶段，如果你把自己视为一名探险者而不是一位专家的话，那你将会对自己和自己的治疗有更多的耐心。很有好奇心是必要的：对于这个过程的好奇，对于你所找到的东西的好奇，以及对于它的影响力的好奇。

关于识别阶段，我的建议很简单：无论何时你觉得自己被困住了，都要直接准确地说出你所处的位置。给出一个内在的罗盘读数："我被困住了，我感到很沮丧。"为你当下的体验赋予文字的魔力有助于你提醒你的潜意识，你所有的经历都可以与文字联系起来。提供你的情绪 GPS 坐标能帮助你的向导和你的团队找到你，这样你就不会迷路。向他们提供坐标，就相当于扔给了他们一根绳索，让他们来接应你，以帮助你摆脱被困的状态。如果他们感觉你前进得太快了，就会拉一拉绳索，使你慢下来。

当你通过识别阶段后，你会拥有越来越多被命名的碎片。就像拼拼图一样，你识别出的碎片越多，画面就会越清晰。而这幅清晰的画面、这个故事以及你的过去将推动你进入整合阶段。

整合阶段

随着这些想法、感受和体验的碎片汇集到一起，你开始看清你所经历的那些创伤，你用来保护自己不受创伤的方式，以及你因为创伤而错过的东西，你开始能够接纳整个画面。整合就是治疗重复性创伤的目标。通常情况下，当你回顾你的历史时，你会受到巨大的哀伤浪潮的冲击。在治疗的早期，这种哀伤的浪潮可能无比汹涌，极具穿透力。你可能会感觉它像闪电一样直击你的要害，把你冲回了准备阶段，或命名和分类的阶段。你需要再一次相信你的时机——当你拥有它的时候，相信你所能拥有的。在重复性创伤中，需要哀伤的事情是沉重无比的，它需要随着时间的推移一片一片地去完成。这对于每个经历过创伤的人来说是不同的，所以这段旅程没有什么完美的地图。你们每个人都在为自己绘制地图，在这个过程中，你们将为其他人提供你们的旅行指南，从而给他们带去可能和希望。你的治愈能力和你哀悼丧失的能力会给别人带来同样的勇气。治疗的连锁效应会远远超出你的范围。

在哀伤过程中，每个人都需要一些不同的东西。正如我在前面所提到的，在整合阶段，我会鼓励你找时间尽可能过一种更慢的生活。这在功能上与悼念逝者相似——我们都知道，我们对那些正在悼念亲人的人期望不高，我们知道他们需要更多的时间和空间。整合阶段也是如此——不管你是在治疗过程的什么地方遇到它的。由于医治之旅的周期性，你只需要相信，当你走出这个阶段后，你将进入巩固阶段，然后再次整装待发——重新补充能量来弥补失去的部分。

在整合阶段，另外一个非常重要的部分就是让其他人来帮助和支持你。整合阶段的哀伤过程真的会粉碎那些曾经帮助你从创伤中生存下来的希望。这种希望的丧失是整合阶段的结果之一，它可以让你感到非常恐惧——从完全绝望到想自杀。而希望就像北斗星，就像地心引力，没有了之前的希望，你会感觉失去了意义。这是一种可以预期的感受，但是让他人知道你现在的感受是什么，以及你处在什么位置是非常重要的。旧希望的丧失实际上正是新希望的诞生——在一个真正可能的未来中。而你此时正在进行的哀伤，就是在浇灌新希望的土壤。你的新起点的那些经验，也是整合阶段的一个部分，它们会允许你活在当下，从一瞬间，到几分钟，再到几小时，最终进入这个新的未来——一个你抛弃了旧的保护措施，能够体验所拥有的关系的未来。

整合，就像解离一样，需要你记住，无论你处在医治之旅的什么位置，它都比你想象的要艰难。哀伤几乎总是会让人感到艰难，整合阶段也不例外。我建议你和你的治疗师以及你的支持系统商讨一种方式来交流你的哀伤经历，以及你在攀登过程中需要什么安全感和支持。这是一种高海拔攀登的体验，即使是一个很短的工作片段也会让你感到疲惫，你需要别人知道你在哪里，你需要更多的接触、更多的联系、更多的交流，而不是更少，这很重要。记住，你已经知道如何在没有支持的情况下从困难的环境中生存下来——你早已做到了，你从创伤中生存下来了。在治疗重复性创伤的过程中，你现在重新提起你的故事，不是为了简单地重温它，而是为了在当下有不同体验的同时拥抱它。你把自己的故事分成足够小的片段带在身上，并通过依靠那些你在经历创伤时所没有的支持和安全感来建构你的大脑，使它能够拥抱过去，去体验并意识到那些过去真的都已经过去了——你现在是安全的。

当过去真正成为过去，当你不再用旧的方式保护自己，你会拥有一些全新的体验，这些体验都是你在个人的战争年代所错过的。花些时间来欣赏这些时刻并庆祝它们，会帮助你巩固你所获得的愈合和成长。这些新的时刻会帮助你看到你已经走了多远。

巩固阶段

当你穿越整合阶段后，你将再次进入一个安静的阶段。你将回到巩固阶段，起初这个阶段将会非常短暂，你甚至可能会完全忽视它，因为它常常是与准备阶段混合在一起的。但是你的医治之旅走得越远，你就越容易注意到这一阶段的平静水面。一开始你可能会像我一样怀疑它们——我是不是又变得麻木了？我之前所做的工作去哪儿了呢？

如果你并不十分确定，那就问问你的导师或你的团队吧，花些时间谈谈你的位置，以及你最关注的是什么。记住，这个周期的中间阶段——解离、识别和整合——会花费你特别多的时间和精力，以至于你无法顾全自己当下的生活；而通常在巩固阶段，你会有精力和时间去谈论当下正在发生的事情，以及除了医治创伤，你的生活还需要什么。你还可以利用巩固阶段来理解并欣赏这段旅程，在长途跋涉中，也会有一些难得的瞬间——卸下沉重的背包，拿出水杯，欣赏沿途的风景；回望一下自己徒步旅行的起点，感谢自己的力量让自己走到这一步；呼吸一下新鲜空气，让自己沐浴其中；向前望望想去的地方，并且憧憬一下，当自己到达那里时，会有什么感觉。

Chapter 36
巩固阶段一些有用的练习

支持巩固阶段工作的练习，包括那些使你能够从医治这个有目的且专注的工作中抽离出来暂得休息的事情，那些已经完成的、使你能够接纳自己故事的医治工作，以及你为了让这些发生所做的努力。它允许你去练习，或吸收你所学到的新收获。巩固阶段既是一段远离旅程中陡峭地段的时间，使那些通过治疗收获的成长和学习能够得到消化和巩固，也是一种通过练习和对话帮助你巩固所得的积极方式。

所以，一个明显的做法是在医治之旅的陡坡上休息一下。你可以从治疗中脱离出来，休一个真正意义上的假期。这是可以实现的，因为假期或一个计划中的休息能够让你专注于一个项目或其他生活事件；或者你可以继续你的治疗计划，只是把主要精力放在巩固阶段。用徒步旅行的比喻来说，你可以把它想象成在一个令人心旷神怡的高原或山谷里的露营地住上一段时间，在那里你停止了攀登，只是单纯地享受自己所处的风景，无忧无虑，也不着急前行。你深吸一口气，环顾四周，你唯一要做的就是待在你所在的地方。在这个空间里，你可以抽时间去回顾自己已经完成的工作，也可以去谈论它们对你来说意味着什么；你也可以谈论并思考自己发生了什么改变，哪些东西真正帮助了你，哪些东西是你依然感觉缺失的。有点矛盾的是，当你停止攀登一段时间，并静静地待在那里之后，你将会对所获得的疗愈以及所完成的工作量感到非常惊喜。

由于你现在并没有在攀登，或以同样的方式继续前行，你可能会更透彻地看待事情。在巩固阶段，你可以就会谈进行一些交流——谈论勇敢地交谈是什么感觉；你也可以谈论以不同的方式去理解自己的孩子让你感觉如何，因为你突然明白了孩子是如何成长的，以及他们真正需要的是什么；你还可以谈论是什么让你足够信任别人并分享你的故事的。无论你处在什么位置，巩固阶段都允许你在整个医治之旅中来回行走，并拥有一个更全面的视角。

如果巩固能够最好地支持之前的工作，那将是最有意义的。当你结束一段非常陡峭的攀登或一段艰难的工作后进入巩固阶段时，最好的巩固就是进行更多的休息——一个从艰苦的工作中恢复并重新建立联结的机会；如果工作不那么繁重，那巩固阶段就可以成为一个反思和回顾或积极练习新技能的时间。反思和回顾可以口头进行，如进行简单的对话，你也可以用艺术来描绘你的故事或医治工作的各个方面，或为你的经历创建时间轴。你可以做一些拼贴画来表达自己一直在做的工作，或者通过一些音乐、诗歌或艺术来帮助表达自己现在所处的位置，以及自己是从哪里踏上旅程的。你也可以与自我的不同方面——那个已经进入当下巩固阶段的自我，以及那个曾不相信医治有希望的自我——展开对话："你持有的信念发生了什么改变呢？"

如果你是那种精力充沛或以高成就感为导向的人，那你可能会发现做巩固阶段的工作是非常困难的，因为你不喜欢静坐在某个地方，或感觉自己没有在积极向前推进，所以你可能需要一些积极主动的练习来使你能够在这个高原或山谷中"待得住"。其中一些练习我们之前已经讨论过，但是在这里，它们的目的是来帮助你慢下来、复原，并巩固你的收获。你可以使用正念、冥想或瑜伽来使自己慢下来，让身体感觉停止了攀登，让身体感觉自己在休息；你也可以使用旅行随笔的顺序来写日记：你到了哪里？你看到或感受到了什么？整合阶段更多的是整合你的创伤故事以及你的同一性的方方面面，而巩固阶段则允许你从当下生活所处的更广阔的背景中去审视那些工作——不仅仅是了解你的历史，还包括你是如何开始这样理解它的。巩固允许你了解自己是如何学习的，这使你有可能在未来的新挑战中发挥你的学习能力。

由于医治的旅程会非常艰难，很多时候你都会感到特别沮丧，因此在巩固阶段，谈论令你感到自豪的事情是很重要的。你什么时候表现得特别勇敢或勤奋？你什么时候拥有了新的行为方式？什么时候你和家人或同事的谈话与以前完全不同了？什么时候你做了自认为做不到的事？你是什么时候开始去倾听别人而不是假设他们会说什么？你是什么时候对自己的情绪进行了完全不同的管理？这些都是值得你庆祝并欣赏的意义深远的里程碑。当你再次开始攀登时，这些成功且自豪的时刻将会支持你，它们会支持你去巩固你通过努力学习所获得的一切；它们会帮助你不仅把自己看作一个幸存下来的人，而且是一个自信且有能力的人，一个正在成长和改变的人。

巩固阶段的工作很自然地会向准备阶段的工作倾斜。当你去反思并谈论什么对你的医治工作有帮助时，你会很自然地谈到还存在什么障碍；当你谈论你能做得好的事情时，你也会很自然地谈到治疗或谈话的哪些方面对你来说特别具有挑战性和困难。当你反思你在医治过程中所学到的东西时，你也会很自然地谈论你仍然好奇的是什么，以及下一步可能要做什么。因此，这些话题将逐渐变成准备阶段的谈话内容——关于你需要什么，什么可能会帮助你恢复，以及什么可能会阻碍你的谈话。你可以看看在开始攀登之前，你还需要加强或伸展哪些肌肉，还需要什么其他设备或交流策略，以及在开始攀登之前，还需要休息多久。因此，巩固阶段的工作将逐渐让位给准备阶段的工作，当你感觉准备好了，你就可以再次攀登或完全结束你的医治之旅，进入疗愈后的生活。

Chapter 37
结语

医治之旅的终点对于每个人来说都是不同的。你们中的一些人可能读完这一章就会径直回到路上，就像阿巴拉契亚线路上的一些徒步旅行者，当他们到达缅因州卡塔丁山的顶峰时，他们并不是就此结束旅程，而是转头回到通往佐治亚州的小路上。你们中的另一些人可能会放眼现在所拥有的美景，然后认为自己还没有完成医治的旅程，并根据自己的需要尽可能长时间地休息，然后再次启程。在这条路上，我们一直强调医治创伤的旅程不是线性的，而是螺旋式的，所以这个结束可能就只是一个暂停，直到你再次进入准备阶段，然后循环回去。还有一些人可能会在这条路的尽头休息数周、数月甚至是数年的时间，会暂时甚至永远远离那些异常险峻的攀爬路径。

在这段旅程中，你也一直在外界世界中过你的日常生活，但是通过你的创伤和你的医治工作，你明白自己现在同时活跃在多个不同的世界中。在传统的英雄之旅中，当英雄荣归故里时，他们是两个世界的赢家——他们冒险进入的世界和他们的家乡所在的世界。而在医治创伤的英雄之旅中，我想说的是，当你回到家时，你是三个世界的赢家：你的创伤世界、你的医治工作的世界，以及你当下生活的世界。你会更充分地融入你的生活和你的人际关系，因为你已经努力更充分地融入你的自我和你的历史。你会更充分地融入其中，因为之前你所有的能量都被投入了求生之中，然后是医治工作，现在你可以把精力投入你当下的生活，以及未来的工作当中。

完成这趟艰难的旅行会让你有一种如释重负的感觉，但它也可能会让你迷失方向。因为在医治之旅中，医治工作就是基础，你是有目标的，可以专注于这些工作，所以当它结束的时候，你就会觉得不确定将来要专注于哪些事情，或者是什么东西在使你保持平静、安稳，而且你也很难去描述自己已经经历过的旅程。在医治过程中，你一定会体验到孤独，这既是必要的又是真实的，那些与你生活在一起的人和爱你的人，可能从来都不能完全理解你在这段旅程中所探访的世界——你的创伤世界和你医治创伤的世界。它们是你努力去整合、巩固并融入自己的生命中，从而让自己变得完整的经验。你可能会以某种方式与你生命中的一些人去交流这些世界，也可能不会。但不管怎样，这些经历都是以一种少有人懂的方式属于你自己的。你的职责并不是要让周围的人理解你的其他世界，而是把你从那些世界中努力得来的智慧和慈悲带入你当下的世界中，把你从医治之旅中收获的礼物带入你的生活、你的人际关系以及你的工作中，把治愈的希望带给那些需要它的人。

我并不认为痛苦只是喜欢陪伴——我认为它喜欢理解，喜欢被理解和被了解。对于我们这些经历过创伤的人来说，也许曾经有一段时间，我们感觉只想和那些与我们有相同经历的人待在一起，我们寻找与我们有相同创伤的人，并与他们因创伤而建立联结。我们的确需要时间和空间来做这些事情，但是痛苦需要的远远不只是理解，它还需要医治——所有我们这些努力寻求医治的人，不仅仅可以大声地说一句"是的，我也经历过这样的事"，还可以伸出手，大声说"但是一切也会变好，治愈是大有希望的"。

你可能会想，在经历了这段旅程之后，自己是否还会被过去的创伤所触发。答案是"是的，会的"。有些时候，你还是会想起自己的创伤，可能是在某件大事的周年纪念日，也可以是在某个节日，或者是当你的孩子和你一样大的时候。它可能会像收音机里播放的音乐或烘烤食物的味道一样一闪而过；也有些时候，你会觉得那个已经愈合的伤口又酸又痛，或者你的情绪很糟糕，你的心情又跌落谷底。但你要明白，创伤再次"上线"并不意味着你的治疗失败了，也不意味着你必须重新开始。这仅仅是一个正常的旧伤后遗症，就像当你跌倒或劳累的时候，那些身体上的旧伤会复发一样。好消息是，你在医治之旅中的艰辛工作已经帮助你建立起一些肌肉，从而使你能够在感觉到它们再次来袭时顺利地度过——现在你有了更多的方式来与可能"卷土重来"的旧伤一起工作。你要知道，你的创伤，如果它还会出现，或者当它再次出现的时候，你已经在一个更大的故事当中了，你可以用不同的方式拥抱你的故事——你对创伤或你自己的新的理解会允许你在它再次浮出水面时游刃有余，安然度过。

你可能会问："那我能否完全康复呢？"答案既是肯定的，也是否定的。我说"能"，是因为你可以在接受治疗之后投身你的生活——以一种仅仅是将创伤当作你的故事和生活的一个部分，而且不是最重要部分的方式。你的创伤以及得到的治疗已经融入你的能力和你将面对的挑战中。你的生命会奉献给那些对你来说最重要的人、工作和事情。你的创伤会退到过去，它和它的保护措施不再是主导或组织你的思维、情绪和行为的操作系统。当然，也可能会有一些时候，尤其是经历重大的转变或丧失的时候，你会感到创伤似乎卷土重来了。

很多人会在来到我的办公室后说："但是我以为我已经完全好了！我已经进行了治疗，为什么它又冒出来了？"首先好消息是，当创伤再次出现的时候，你要明白这次医治的工作与之前是不同的，它是一段更短的徒步旅行，而你也知道旅行中会需要什么。这并不意味着之前所做的医治工作都是无效的，而是意味着你正处在成长当中。回想一下那些你在上高中时所读的书，当你在成年后再次阅读它们的时候，你的理解和对人物困境的思考是多么地不同！同理，当我们长大成人，经历了转变或丧失后，我们也会以不同的方式去理解这个世界。似乎在这些时候，我们也会回到过去，重新并从不同的角度理解自己的创伤，而这需要一些治疗。正常的、健康的发展是涉及整合的——所以当我们经历成人发展的这些阶段时，我们会发现自己能够重新整合某些创伤。

医治之旅的结束就像大学生的毕业典礼——它标志着一段旅程的结束和另一段旅程的开始。虽然可能会有一个正式的结束——比如你的治疗或你的团队活动的结束，或者你决定从治疗工作中暂时休息一段时间，使你在旅途中完成的工作随着时间的推移变得更加丰富和深入。你可以把它比作种下了一棵树——树根继续向下生长，而枝叶则不断伸向天空。2002年，我从我的心理学博士项目毕业，准备进入职场，但我在上学和实习期间所学到的东西，我花了近20年的时间才完全吸收和运用，而且我仍然会反复阅读那些帮助我理解人们是如何学习和成长的文章——在反复阅读的过程中，我获得了新的启示。我依然会思考那段时间我从老师、督导或来访者身上学到的东西，并再次吸取这些经验和教训。你从创伤中恢复的过程也是类似的，在你正式的医治之旅结束后，很多治疗工作仍在继续——在你继续生活并成长的时候，它们将被吸收，变得更加丰富。你将会从一个比你现在所拥有的更丰富、更扎实的角度去理解你的创伤和你所得到的医治。

因此，就像任何隆重的毕业盛典一样，重要的不仅是反思那些已经完成的工作，还有把你的眼光和你的心思转向未来。医治创伤不仅仅是为了你自己，你的康复还会影响你的人际关系、你的家庭、你的社区，以及你工作的地方。当你把一个完整的、整合了的自己带入这个世界中时，每个人都能从中获益。你的旅程是一项慷慨的贡献，你能给予的远远超过你所感觉到的。你可以尽你所能，向他人讲述你医治创伤的故事，让他们知道还有这样一条路可以走。如果每一个经历过多次创伤的人都伸出援助之手，帮助另一个经历过创伤的人，那么整个社会中实现的创伤愈合将是呈指数级的。这对每一个人来说都是真实的，对于男性来说尤为如此。我相信，如果寻求帮助这一行为能够在男性群体中得到更广泛的认可的话，那么退役军人的自杀率就会降低。但是，所有的性别、所有的社区都需要更加不遗余力地鼓励人们去寻求帮助，接受帮助。我们需要尊重医治和成长，就像尊重身体的健康一样。我们需要把心理强大看作和身体强壮同等重要的事情。

接下来我要告诉你的是，你会在医治创伤的过程中得到一些特别的礼物，一些只有经历过创伤并且康复的人才会得到的礼物。我并不是说经历创伤是件美好的事情，我说的是，由于你经历了创伤，并且足够勇敢去做医治它的工作，你收获了其他人无法得到的礼物——对自己和他人的同情心，以及对他人的挣扎和勇气的理解和同理心，而这些都会通过你与他人相处、你帮助他人的方式表现出来。你也会收获希望，对你的社区或这个世界中那些破碎的部分心怀希望和可能性。你已经经历了绝望，并且生存了下来，这给了你一种能力，去和那些绝望的人坐在一起，为他们带去希望。但是你的这种同理心和希望并不仅仅存在于头脑中，而是我所说的"行动中的同理心"或"积极的希望"，因为你已经从医治之旅中收获了信心，相信自己有能力挽起袖子面对困难，也能够让那些可能闯入你生命道路中的任何问题迎刃而解。创伤带来的无助感已经消失，取而代之的是你可以付诸行动的目的感和激情。

所以，没错，医治为你提供了那些你努力争取的礼物，但是我想说的最后一件事情，也是你在医治之旅结束后所能做的最重要的事情，就是去给别人送礼物。我所说的礼物，并不只是你的医治结果，还包括你个人的礼物，那些使你独一无二的礼物，这个世界需要你身上的能量。在经历了这么多年的创伤后，你可能没有机会像现在这样去探索和运用你的力量、你的激情和你的爱；我为你感到兴奋，我向你发出挑战，让你全身心地投入到你的人际关系、你的工作和你的社区中去，把你的爱带给你的家人和你爱的人，用一种你以前无法做到的方式——同时也接受他们的爱。把你的目标和热情带到你的工作中去，以一种你以前可能无法做到的方式——让你的光芒照耀并激励他人。现在，你所有的礼物——那些你回到这个世界所携带的礼物，你为之奋斗和勇敢工作的礼物——都属于你。我相信，你有可能也有责任用好它们。最重要的是，我要感谢你在医治创伤方面所做的勇敢而坚强的工作。你不仅治愈了自己，也为这个世界带来了更多的治愈——所以我感谢你，也希望你能把握所有的爱和生命。

译者后记

如果我没有读过这本书，我对心理咨询和创伤治疗效果的信心就不会那么大，我踏上职业生涯之路的脚步也不会如此坚定。

正如作者所描述的，医治创伤仿佛攀登珠穆朗玛峰，这是一项艰巨而又漫长的任务和挑战，更不是一个人可以独立完成的。

然而，对于这样一个艰巨而厚重的话题，作者能够用深入浅出的语言、别出心裁的层次感、精心琢磨的比喻将这场攻坚战描述得如此透彻，犹如庖丁解牛，可以称得上妙不可言。

作为创伤治疗界的专家，作者格雷琴不仅学识渊博——这一点从本书涉及的学科就可以看出：从户外运动到发展心理学，从人类学到宗教学，从远征探险到脑神经科学——而且虚怀若谷，兼济天下。我非常欣赏作者在本书中不断的提醒和督促——创伤治疗是大有希望的，但它也不是一蹴而就的，读者更不能用本书代替实际的治疗。读她的文字，仿佛在听她的演讲，让我有一种相见恨晚的感觉。

正如作者自己的比喻，这本书就像一本旅途指南而非一张详细的地图，但它是一本包罗万象适用广泛的指南——不仅适用于创伤幸存者，也适用于家庭经营、夫妻关系修复，而且对心理咨询师、学者、教授，以及危机干预工作者同样有益。

通过阅读这本书，我对自己的经历和生活也有了更深刻而鲜明的认识。我能够明白为什么多年来一看到 NBA 的巅峰时刻，我就会热泪盈眶——那不仅仅是一个男人对成功、对激情、对梦想的呐喊，也是我对于小学三年级想要一个篮球而未能如愿的哀伤。我也能够明白，为什么在 2012 年参加了《羞耻与恩典》（*Shame no more*）的课程之后，我明明已经从创伤中走出，可几年后我还是挣扎在一些痛苦的情绪和行为中，仿佛再入幽谷，不能自拔——原来我并不是异类，我的情况是正常的。此外，通过应用书中的内容，我也可以更好地理解我的来访者以及我身边那些挣扎在水深火热中的人，我也更加确信，医治创伤的旅程是充满曙光的。

　　无论你有没有心理学方面的基础知识，都不会影响你对本书的阅读和使用，这也是本书的写作目的之一。在寻找更丰富人生的旅程中，在浩瀚无边的知识海洋，想找到一本信手拈来、浅显易懂的旅程指南，着实不是一件容易的事，本书中文版的问世对我们来说将是一件极大的幸事和恩典。

　　由于译者个人能力有限，阅历和认识多有不足，因此对本书中的某些抽象概念的理解和揣摩可能会有误差，我也特别感谢本书责任编辑张亚捷老师所给予的支持和帮助。正如创伤治疗不是一个人孤单地旅行一样，本书中文版的出版工作也不是我一个人的努力和心血，感谢在本书翻译、校对和出版过程中所有贡献力量的家人、朋友、老师，特别感谢李淑玲老师、房轩老师、赵娜老师、梁守柔老师在后期译文校对、语言加工和润色工作上给予的帮助和指导。欢迎各界读者提出宝贵意见。

董小冬

于中国西安

北京阅想时代文化发展有限责任公司为中国人民大学出版社有限公司下属的商业新知事业部，致力于经管类优秀出版物（外版书为主）的策划及出版，主要涉及经济管理、金融、投资理财、心理学、成功励志、生活等出版领域，下设"阅想·商业""阅想·财富""阅想·新知""阅想·心理""阅想·生活"以及"阅想·人文"等多条产品线，致力于为国内商业人士提供涵盖先进、前沿的管理理念和思想的专业类图书和趋势类图书，同时也为满足商业人士的内心诉求，打造一系列提倡心理和生活健康的心理学图书和生活管理类图书。

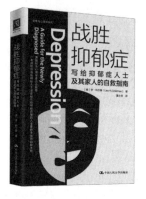

《战胜抑郁症：写给抑郁症人士及其家人的自救指南》

- 美国职业心理学委员会推荐。
- 一本帮助所有抑郁症人士及徘徊在抑郁症边缘的人士重拾幸福的自救手册。

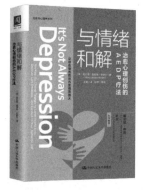

《与情绪和解：治愈心理创伤的 AEDP 疗法》

- 加速的体验性动力学心理治疗（AEDP）创始人戴安娜·弗霞博士、AEDP 认证治疗师和督导师叶欢博士作序推荐。
- 借助变化三角模型，倾听身体，发现核心情绪，释放被阻断的情绪，与你的真实自我相联结。
- 让你在受伤的地方变得更强大。

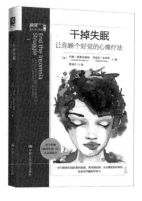

《干掉失眠：让你睡个好觉的心理疗法》

- 一本写给被失眠折磨到崩溃、熬夜到发指、天天都觉得好困的你的科学睡眠管理书。
- 基于心理学行为认知疗法，通过科学系统的睡眠管理方法于个性化治疗相结合，有效地帮助有各种失眠症状的人。